食品表示をひも解く
―― 製造年月日と期限表示

マトハヤ・フーズコンタクト㈱
代表取締役社長
的早剛由 編著

幸書房

はじめに

　読者の皆様は、食品表示を気にして見てらっしゃいますか？　食品表示には「原材料名」「食品添加物」「原料原産地名」「消費期限」「賞味期限」「内容量」「保存方法」「アレルギー物質表示」「遺伝子組換え表示」「価格」「製造者」「パッケージデザイン」「訴求表示」等ありますが、どの表示に関心を抱かれていらっしゃるでしょうか。アレルギー物質表示、期限表示、添加物表示、原料原産地名表示といったところでしょうか。

　食品への法律等による表示制度の歴史は、製造年月日については昭和23（1948）年などと古い歴史をもつもの、また平成12（2000）年から始まった加工食品の原料原産地表示や、平成14（2002）年に義務化になったアレルギー物質の表示等、新しい歴史の表示もあります。

　たくさんの表示項目が1つの食品に表示されてきている現状で、購入され、消費する多くの方々からは、「表示の内容は内容は概ね理解できる。しかし、本当に自身の関心が表示されている趣旨と合致しているかどうかは不安である」といったお考えを拝聴する場面があります。確かに、法律で決めている表示の具体的内容、またどのような議論があって、だれが決めているのかといった情報はほとんど表には出ていないのが現状です。

　筆者は、長年食品表示の仕事をさせていただいておりますが、仕事として食品表示を取り扱っておりますと、その内容は一般社会へ浸透してきており、詳細に情報提供しなくても大筋は消費者の方に伝わり、表示を活用していただいていると思っておりました。しかし、例えば「賞味期限」と「消費期限」の意味の違いや、「使用した原材料のうち、どれが食品添加物なのかの区別」について正しい情報が伝わっていないことが、食品表示セミナー等の講師をさせていただき明確にわかってきました。

このような状況を少しでも改善し、製造した食品に表示をする事業者の方と、それを利用する消費者の方との溝を少しでも埋めさせていただきたいとの想いから、今回執筆することにいたしました。

　本書では、まず期限表示と呼ばれる「賞味期限」と「消費期限」について、この表示項目の具体的意味、義務化された歴史、また「期限」は誰がどのように決めて、どう表示するのかといった事柄をご紹介させていただきたいと思っております。

　さらに、この期限表示から派生する「まだ食べられるのに廃棄されてしまう大量の食品の発生問題」、「日本の食糧事情が世界の食糧飢餓発生への大きな原因となっている問題」などについても見ていき、解決の糸口のきっかけを発見できればと思います。

2014 年 4 月

的 早 剛 由

目　　次

第1章　食品の日付表示の変遷と平成7（1995）年の期限表示への移行 …………1

1.1　食品の日付表示の原点 ……………………………………………1
1.2　新食品の登場と品質保持期限、賞味期限の考え方の登場 ………3
1.3　平成7（1995）年の期限表示への助走 …………………………4
1.4　平成7（1995）年の厚生労働省、農林水産省、各委員会の熱き議論 …6
1.5　厚生労働省、農林水産省の合同委員会の成果 …………………33
1.6　平成7（1995）年以降の動き ……………………………………43
1.7　平成7（1995）年の期限表示への結果はどうであったか ……45
1.8　海外の状況 …………………………………………………………48

第2章　各食品の期限表示の設定方法（基準）について ……………61

2.1　食品の期限表示の設定方法の基本 ………………………………61
2.2　自社製品の期限表示設定の実施方法 ……………………………69
2.3　主な品目毎の期限表示の設定方法（抜粋）……………………84

第3章　日本における可食（まだ食べられる）食品の廃棄量増大と期限表示の関わり …………………………………………105

3.1　食糧事情をひも解く ………………………………………………105
3.2　国内の食糧事情 ……………………………………………………105
3.3　国内の食品ロス削減への方策 ……………………………………113
3.4　食品ロス削減のための方策を考える ……………………………117
3.5　世界の食糧事情の現状 ……………………………………………121
3.6　世界の食料生産状況 ………………………………………………127

補　遺：食品表示法の成立における期限表示の考え方 …………… 137

　1. 現在の食品表示の法体系 ……………………………………… 137
　2. 消費者庁・消費者委員会での経緯 …………………………… 138
　　(1) 食品表示一元化の意義は何か ……………………………… 139
　　(2) 新しい食品表示制度のあり方について …………………… 140
　　(3) 義務表示事項の範囲 ………………………………………… 142
　　(4) 事業者による自主的取り組み促進と行政の消費者への
　　　　普及啓発の充実 ……………………………………………… 143
　　(5) 新たな食品表示制度における適用範囲の考え方 ………… 144
　　(6) 今後求められる対応について ……………………………… 145
　3. 食品表示法で義務付けられる食品表示事項とは ………………… 147

参考文献 …………………………………………………………… 151

第1章

食品の日付表示の変遷と平成7（1995）年の期限表示への移行

1.1　食品の日付表示の原点

日本の食品表示の2つの源流—食品衛生法、農林物資規格法
戦時物資統制の撤廃と粗悪品の流通、GHQなどの社会的背景

「製造年月日」の生まれは昭和23（1948）年7月13日であり、食品衛生法及び同法施行規則により、飲用牛乳、乳製品、ハム、ソーセージ、清涼飲料水、弁当、惣菜、缶詰、瓶詰等の食品に、日本で最初に製造年月日表示が義務付けられました。

当時、日本では戦後における米国向け輸出水産缶詰の品質面のトラブルによりGHQ（第2次世界大戦後の連合国最高司令官総司令部）からのロット識別符号表示の申し入れに対応する措置として、製造年月日が当初輸出缶詰に導入され、その後食品衛生法において一般食品向けにも取り入れられるようになったものです。

食品衛生法による製造年月日表示の義務付けは、前述のことからもわかるように、食品衛生法上の事故が生じた際に、その事故に関する食品を回収し、あるいは製造段階にまでトレース（遡り）して原因究明をするための手掛かりとするためでした。

また、同時に、消費者が製造年月日表示を基に食品の品質がいつまでもつかを自ら判断することにより、食品衛生上の危害を防止するための表示としての役目も担っていました。

しかし、消費者が製造年月日表示から、毎日の食材の購入で鮮度を自ら判断する上での重要な指標としての役割を果たすことはできたと思いますが、いつまでもつかの判断が正確にできたかどうかは断定できません。
　また、製造者または流通側から見ると、製造年月日の定義の「包装を除いて、これ以上の製造や加工が必要でない時点（包装後に滅菌及び殺菌等のように別途の製造工程を経る製品の場合は、最終工程を終えた時点）」が明確であれば商品ロットの区分が容易にできることから、「品質管理」「食品安全管理」「在庫管理」、そして「出荷管理」等に大いに役立っていたと考えます。
　一方JAS法では、昭和25（1950）年に制定されたJAS規格にはこの製造年月日表示の規定はされていませんでしたが、昭和35（1960）年に発生した「にせ牛缶事件※」を契機として、JAS規格においてもそれまでの品質の改善や生産の合理化を目的としていたものに加え、「適正な表示の実施」を重視することとなり、昭和36（1961）年に、JASマーク品に原則として「製造年月日」を表示することとなりました。その後、昭和46（1970）年にはJAS法が大きく改正され、「品質表示基準」制度が開始になり、果実飲料、炭酸飲料及び魚肉ソーセージ等の一部食品については、JASマークが付されていない商品への「製造年月日」の表示の義務化が開始されました。

> ※「にせ牛缶事件」：
> 　昭和35（1960）年7月末に、1人の主婦から東京都衛生局に「○○のロースの大和煮」の缶詰の中にハエが入っていたとの届け出があった。同衛生局が調べたところ、その缶詰は「○○」の商標をもち、食品衛生法による食品製造の許可を受けた食品会社ではなく、同法の許可を受けていない、いわゆるモグリの業者のヤミ商品であることが判明した。さらに同衛生局が調査を進めたところ、その届け出のあった缶詰の中身が牛肉ではなく鯨肉であることが判明した。その後、一般に販売されている牛肉大和煮缶詰やコンビーフ類のほとんどが、牛缶に見せかけた「馬肉」であることが判明した。当時、全国で肉類缶詰の大手メーカーは約20社あり、その中で100％牛肉を使用している企業は、東京、大阪のそれぞれ1社のみで、残りの18社は、馬肉や鯨肉を使用していた。

1.2 新食品の登場と品質保持期限、賞味期限の考え方の登場

LL 牛乳、レトルト食品、カップめん、輸入食品の増加
消費者が消費・賞味期限を見極めにくい食品の増加

しかしその後、昭和 51（1976）年に JAS 法で、即席めん類の JAS 規格及び品質表示基準が改正され、製造年月日に加えて「賞味期間（期限）」と保存方法の表示の義務付けが規定されました。これ以降、合計 26 品目について「賞味期間（期限）」の表示が義務付けられました。

このときの「賞味期間（期限）」の定義は、「容器包装の開かれていない製品が表示された保存方法に従って保存された場合に、その食味及び品質特性を十分保持し得ると製造業者が認める期間」とされていました。

また、食品衛生法では昭和 60（1985）年に「乳及び乳製品の成分規格等に関する省令」を改正し、常温で長期間保存可能な LL 牛乳（ロングライフミルク）については、製造年月日と併せて「品質保持期限」の表示を義務付けました。このときの品質保持期限の定義は、「製造後常温において、その品質の保持が可能な期限」とされていました。

この、「製造年月日」に加えて「賞味期限」「品質保持期限」の表示が一部の食品に義務化された理由には、戦後の食品保存技術等が未熟であった時代にあって、買った食品がいつまでもつか、また事業者間同士で食品を取り扱う際に独自の判断をするために「製造年月日」が重要視されていたことが挙げられます。

しかし、戦後の高度経済成長時代に入り、食品の食品製造技術、包装技術及び保存技術の著しい進展により、食品がいつまでもつかという判断が、「製造年月日」のみではできにくい食品（LL 牛乳、レトルト食品、カップめん等）が出てきたために、それが明確に判断できる「期限表示」の登場となりました。

1.3 平成7（1995）年の期限表示への助走

貿易摩擦と国際ハーモナイゼーションへの対応

　その後、以下のような社会的、国際的な問題点の発生から、製造年月日と期限表示のあり方についての検討会が頻繁に開催されるようになりました。
　製造年月日と期限表示のあり方についての論議が活発化した原因はどこにあったのかを見ていきましょう。
　期限表示への移行が本格的に日本国内で論議され始めたのは、平成4（1992）年頃からではないかと思われます。
　この先駆けとなった会議、平成4（1992）年7月に開催された日米構造問題協議フォローアップ第2回会合において、食品の日付表示制度が非関税障壁として取り上げられました。これを受けて、市場開放問題苦情処理推進本部（以下「OTO本部」）諮問会議が同年9月以降、関係者からのヒアリング等も交えた検討を行い、翌平成5（1993）年4月に、「基本的には、製造年月日表示に代えて期限表示を導入することが必要である」とする内容の報告書を提出しました。
　この報告書を受けて、OTO本部は、平成5（1993）年5月に「政府は、報告書を最大限尊重した対応をとることとする」との対応を決定しました。
　この決定の要因には海外からの問題提起がありました。国際的な食品の規格・基準としてはFAO及びWHO両機関の下部機構である国際食品規格委員会が作成する国際食品規格があり、この規格の中では日付表示として期限表示が採用されていました。また海外の多くの国では、この食品規格で定める期限表示食品を日付表示として採用しており、米国や当時のEC（現在のEU）から日本の日付表示もこれによるべきだとの意見が出されていました。
　国内規格の制定、改正に当たっては、昭和55（1980）年に発効されたGATT（関税及び貿易に関する一般協定）の「貿易の技術的障害に関する協定」（スタンダード・コード）により、国際的な規格・基準のあるものは

これを基礎として用いることとされており、また、手続き的には、GATT事務局を通じ、GATT連盟各国に規格の内容を事前に通報して了解を得ることとされていました。

　JAS法においても、品質表示基準の制定、改正に関するこうした手続きの過程で、製造年月日表示に関する部分について、ECから国際食品規格で定める期限表示に合わせるべきだとの強い意見が出されました。

　現に当時、次の事項の手続きが円滑に進まないという問題が起きていました。

- 「ショートニング及び精製ラード」についての製造年月日表示の義務付けを含む品質表示基準の制定
- 「調整マーガリン及びファットスプレッド」を適用対象に加えるための製造年月日表示の義務付けを含むマーガリンの品質表示基準の改正
- 「炭酸飲料及び果実飲料」についての輸入年月日表示の使用をやめ、製造年月日表示に統一するための品質表示基準の改正
- 「プレスハム及び混合プレスハム」についての製造年月日表示に加え賞味期間表示を義務付けるための品質表示基準の改正

　いずれも、「製造年月日」が絡む改正案について手続きの遅れが生じていました。

　また、海外関係者からは、海外では期限表示で食品が流通しているのに対して、日本に輸出する時だけ製造年月日表示（または輸入年月日）を義務付けられることに対して異議が出されていました。

　さらに、購入者の過度な新鮮食品の購買動向により、国内の食品製造業の現場では日付管理競争が激化し、深夜・早朝・年中無休等が余儀なくされ、労働者の労働安全衛生問題や、そこから食品衛生上の不具合が派生しており、製造年月日の表示の義務化を廃止する議論の要因となりました。

　また、製造年月日を中心とした購買動向により、より新しい製造年月日の製品の購入が日常化し、極端に言えば、「昨日の製造年月日製品を購入する消費者行動によって一昨日の製品は売れ残る」といった現象が見られ、まだ

食べられるのに廃棄される食品が大量に発生したという要因もありました。

1.4 平成7（1995）年の厚生労働省、農林水産省、各委員会の熱き議論

まず、それぞれの法律の中での整合性を図る

　前項で記した社会的、国際的な問題点の発生から、製造年月日と期限表示のあり方についての検討会が頻繁に開催されるようになり、結果として、以下のとおりJAS法および食品衛生法の改正が行われました。
　平成6（1994）年8月には、JAS調査会の答申により、次のことが決定されました。
　① 製造年月日から期限表示に転換。
　② 品質が急速に変化しやすく、製造後速やかに消費すべき食品には、「消費期限」を表示。
　③ その他の食品には、「賞味期限（品質保持期限）」を表示。
これを受けて平成7（1995）年4月にJAS法の告示が出されました。
　また、厚労省の「食品日付表示に関する検討会」の報告後、平成6（1994）年9月には、食品衛生調査会で、以下の内容が答申されました。
　① 劣化速度の速い食品（通常、製造・加工後数日間で、腐敗、変敗した状態となる食品）は、飲食に供することが適当である期間を過ぎた後は、衛生上の危害が発生する可能性が高い。このため、表示された時期を過ぎた後は飲食に供することを避けるべきであるとする趣旨により、次のような「消費期限」を表示する。
　② 劣化速度が比較的緩慢な食品については「品質保持期限」を表示。
これを受けて平成7（1995）年2月に「食品衛生法施行規則」が改正され、JAS法及び食品衛生法が、2年後の平成9（1997）年4月1日付で「製造年月日」に代え「期限表示」を義務表示とする法律で本格施行されました。

こうして、食品から「製造年月日」表示の義務表示がなくなり、目に触れることがなくなりました（2013年現在、任意表示では散見されますが）。
　ここからは、上記の改正に至る議論の経過を経時的に見ていくことにします。
　まず厚生労働省において、平成4（1993）年12月に生活衛生局長の私的検討会として「食品の日付表示に関する検討会」が設置されました。当時の委員は、以下の方々でした。

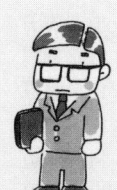

厚生労働省「食品日付表示に関する検討会」委員（◎座長）

1. 粟飯原　影昭　氏　　大妻女子大学家政学部教授
2. 生田　博司　氏　　（財）日本缶詰検査協会理事
3. 岩田　三代　氏　　日本経済新聞社編集委員
4. 浦川　道太郎　氏　　早稲田大学法学部教授
5. 内山　充　氏　　国立衛生試験所所長
6. 大屋　嘉重　氏　　東京都衛生局食品保健課長
7. 小川　益男　氏　　東京農工大学農学部教授
8. 小池　信子　氏　　国民生活センター情報管理部長
9. 坂元　元子　氏　　和洋女子大学文家政学部教授
10. 竹中　浩治　氏　　（財）厚生年金事業振興団常務理事　◎
11. 福場　博保　氏　　昭和女子大学家政学部教授
12. 藤原　まりこ　氏　　博報堂生活総合研究所客員研究員
13. 正木　英子　氏　　生活科学評論家
14. 松谷　満子　氏　　（財）日本食生活協会会長

　平成4（1992）年12月16日に初回の会合が開かれ、以降合計7回の会合がもたれ、平成5（1993）年11月に、「今後の食品の日付表示の在り方について（基本的考え方）」として報告書が取りまとめられています。

　また、農林水産省でも食品流通局長主催で「食品表示問題懇談会」を平成4（1992）年3月に設置し、同年7月以降、個別検討課題「食品の日付表示のあり方」として検討会が行われ、翌平成5（1993）年11月に報告書が出されました。

委員は次の方々でした。

農林水産省「食品表示問題懇談会」委員（◎座長）

1. 伊藤　康江 氏　消費科学連合会事務局長
2. 伊藤　礼史 氏　野菜供給安定基金理事
3. 内舘　　晟 氏　日本生活協同組合連合会専務理事
4. 岸　　康彦 氏　日本経済新聞社論説委員
5. 小島　康平 氏　麻布大学名誉教授
6. 杉　伸一郎 氏　（株）イトーヨーカ堂取締役食品事業部長
7. 田中　里子 氏　東京都地域婦人団体連盟事務局長
8. 種田　泰典 氏　雪印乳業（株）常務取締役
9. 土原　陽美 氏　国家公務員等共済組合連合会常務理事
10. 廣田　　正 氏　（株）菱食代表取締役社長
11. 福場　博保 氏　昭和女子大学教授
12. 藤原　栞子 氏　前兵庫県立生活科学センター所長
13. 武藤　高義 氏　味の素（株）常務取締役
14. 渡辺　　武 氏　（財）競馬・農林水産情報衛星通信機構会長　◎
15. 和田　正江 氏　主婦連合参与

　これらの報告書をひも解いていきますと、当時の世相や製造年月日表示を取り止め、期限表示のみへ移行した状況をつぶさに垣間見ることができ、さらに今後の方向性も見えてきます。また、この厚生労働省と農林水産省の2つの報告書内容を重ね合わせて見ていきますと、様々な問題点が表出してきます。

　省庁間の「縦割り行政」が以前から問題となっていましたが、これらの報告書を見ると「なるほど」と思える部分と、縦割り行政は「解消されたのか」と思わせる部分が見て取れました。

　縦割り行政の深い溝が、浅くなったのではないかと思わせる内容としては、結論が両省庁ともほぼ基本的に同じ考えになったことが上げられます。つまり、2つの報告書とも、これまでの「製造年月日」から「期限表示」へ移行するのが有効である、と結論付けていることです。

　厚労省では「品質保持に係る情報としては、基本的に製造年月日よりも、

品質保持の期限そのものの表示（「期限表示」）を行うことが有用と考えられる」としています。一方、農水省では「今後の食品の日付表示制度については、原則を製造年月日から期限表示へ転換することが適当であると考えられる」としました。

　この両報告書の結論により、製造年月日の義務表示を止め、期限表示を義務化することが決定されることへ作業が大きく舵を切ることになったのです。

　なぜ、両省の報告書の結論が同じになったのか。どちらかが「製造年月日」のままで続けようとの結論が出てもよかったのではないか。しかし、国としては、「製造年月日の義務表示を止め、期限表示を義務化することが決定されること」が方向性としてあったのではないかとも思われます。

　しかし、興味を引くのは、結論を同じにするための会議であったとしても、その経緯は厚労省、農水省それぞれの文化を随所に表したものになっていました。

　両報告書の冒頭の記述を見てみましょう（記1及び記2を参照）。

　両会議の大前提として、「基本的には、製造年月日表示に代えて期限表示を導入することが必要である」とするOTO本部（市場開放問題苦情処理推進本部）の諮問会議の報告書があると判断できます。

　両会議の冒頭の下線部分を比較すると、農水省（記2）では明確にOTO本部の諮問会議の報告書内容を表記していますが、厚労省（記1）では、その部分は表には出さず、あくまで日本における今後の日付表示を検討するとの、未来にわたる表示を志向しようとする思いが見てとれます。

　しかし、結論として「基本的には、製造年月日表示に代えて期限表示を導入することが必要である」というところへ、いかにしても持っていくかが重要とされたのです。

記1
「食品日付表示に関する検討会」（厚労省）

　近年、衛生水準の向上、食品製造・加工技術の進歩、食品の国際流通の増加、食生活スタイルの変化等食品衛生を取り巻く環境は大きく変化してきており、食品衛生行政に求められる課題も時代のニーズに応じて変遷してきている。

　こうした環境の変化を踏まえ、食品の日付表示制度についても、多種多様な食品が生産され、消費者の食品選択の幅が大きく広がっている今日にふさわしい制度のあり方について、公衆衛生的見地に立って検討する必要がある。

記2
「食品表示問題懇談会」（農水省）

　食品表示については、消費者が食品の品質を識別し、合理的な商品選択や消費を行う上で不可欠なこと等から「農林物資の規格化及び品質表示の適正化に関する法律（JAS法）」、「食品衛生法」等の法令や地方自治体の条例により一定の事項について表示の義務付けや表示の禁止の措置が講じられている。

　しかしながら、近年、消費者の鮮度志向、健康・安全志向の高まり、大規模小売店等における商品管理の厳格化、輸入食品及び新食品の増大等を背景に、現行表示制度に対し、国内のみならず諸外国からも様々な見直し要請が寄せられている。このような状況を踏まえ、食品表示のあり方につき様々な検討を行う必要がある。

　次に、報告書の記述項目として「製造年月日のこれまでの考え方とその

問題点」について、まず**厚労省報告**を見ていくと、次のように記載されています。

> 厚
>
> 【製造又は加工の年月日の表示が基本とされてきた趣旨】として、2つを上げていました。
> 　1点目：「消費者が、その表示を基に、その食品の品質がいつまで保持されるのかを自ら判断することにより、食品衛生上の事故を防止することに役立てる。」
> 　2点目：食品衛生上の事故が生じた際に、その事故に係る食品を回収し、あるいは製造段階まで遡及して原因究明するための手掛かりとする。

製造年月日記載の問題点については、以下のように報告されています。

> 厚
>
> 　（まず、1点目に対して）
> 　1．製造加工技術や流通技術の進歩により多種多様な加工食品が出現し、食品の品質劣化に係る判断が困難な食品が増えていること。
> 　【事例として】
> 　食品を製造する段階での微生物の混入等を制御する知識や技術が普及してきている。
> 　このため、衛生水準の高い製品の製造が可能となり、従来考えられていた期間に比べてはるかに長時間に亘って腐敗することなく良好な品質が保持できる食品が増加しており、これまでの経験的知識では品質劣化に関する適切な判断が困難となってきている。（食品例：生菓子、ソーセージ等）

また、無菌充填包装等の新たな技術を応用した食品等が増大してきているが、このような食品にあっては、品質劣化の判断を行うための知識が消費者に十分普及していない。（食品例：常温保存ゆでめん等）
　こういった食品そのものの改良や開発に加えて、低温流通の一般化によって、製造年月日を品質劣化の目安とすることが、益々難しくなりつつある。

厚

２．製造形態が多様化しており、表示すべき「製造」時を特定することが困難となっていること。
【事例として】
　近年、食品を製造後低温で長時間保存して製品の出荷時に包装する事例や、弁当のように複数の食品を組み合わせて別の食品として販売する事例が増加してきているが、このように、どの段階を製造時とすべきか判断が難しく、又表示された製造年月日に品質劣化の起点としての意義を求める事に無理がある場合が多くなっている。

> （続いて2点目に対して）
> 　製造年月日表示は、これまで、製造者名や製造所所在地等の表示とともに、食品衛生上の事故が発生した場合における原因食品の回収や原因究明の手掛かりとして機能してきたが、近年においては、製造者が製造管理等のために用いるロット記号や帳簿等から得られる情報を活用して、よりきめの細やかな対応が行われるようになってきており、製造年月日そのものが事故対策において果たす役割は小さくなってきている。
> 　また、食品を取り巻く環境をみても、食品製造業の高度化、食品流通の広域化等により、ひとたび食品事故が発生した場合に、事故の原因となった食品を特定し、回収等の措置を講ずるためには、製造年月日に留まらず、原材料、使用機械、製造方法の同一性等も勘案した製造ロットのような更に詳細な情報が求められる様になってきている。

　以上のことから、現行の製造年月日表示については、食品事故時の手掛かりという機能からみても意義が薄れてきている、としています。また、輸入食品について製造年月日が不明な場合に求めている輸入年月日表示については、当該表示からは消費者等にとって有益な情報が得られず、合理的意義に乏しいとの指摘もあります。

　さらに、平成4（1992）年度の公正取引委員会の「加工食品業界の流通に関する調査」の報告書には、次のような記述があります。

> 「小売業者は、消費者の鮮度指向に呼応する形で、販売期限、納入期限を設定することが多く、販売期限の経過に伴う廃棄や返品が生じている場合も見られる」との指摘がなされており、納

> 入期限の設定に当たっては、製造年月日を起点としている割合が過半数を占めていることが示されている。
> 　従って製造年月日を起点として設定された納入期限等に起因する社会的コストの増大といった問題を考慮することも有益と考えられる。

　以上のような具体的内容で、製造年月日を表示している現状の問題点が端的にわかりやすくまとめられています。
　農水省の「食品表示問題懇談会」でも、製造年月日の表示が導入されてきた趣旨については、厚労省の「食品日付表示に関する検討会」とほぼ同様の報告内容となっており、製造年月日を含む日付表示制度を巡る最近の事情として、次のように報告しています。

> **1. 日保ちについての情報提供の必要性**
> 　「食品の製造」「流通技術の進歩」「国民の生活様式の変化」等が進み、食品がいつまで保たれるかという日保ちについての情報を消費者に提供することがますます必要とされるようになって来ている。
> 　現実に食品製造業者、地方自治体等の消費者担当窓口には、食品の消費に当たって改めて確かめる必要が出てきた日保ちについて多くの問い合わせがなされている。

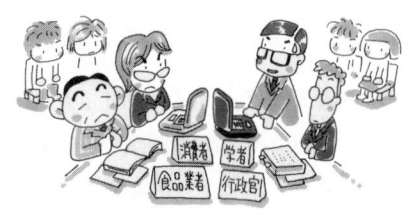

2. 製造、流通技術の進歩

製造段階における殺菌技術や無菌包装技術の向上により従来は比較的短時間で変質していた食品が飛躍的に長期間もつようになった例（LL 牛乳）、包装もち、生タイプ LL めん等）や低温流通システムの発達により従来は日保ちが短いと考えられていた食品が保存食品として流通するようになった例（チルドぎょうざ、チルドミートボール）などに見られるように、食品の製造、流通技術の進歩により日保ちの程度が大きく変わった食品が増えてきている。

このため消費者は、製造年月日表示を手掛かりとして、従来の常識では日保ちの程度を適切に判断することが困難になってきており、このような状況は今後も更に進むものと見られる。

3. 食品の家庭内保存の長期化

近年における国民の所得の向上、女性の社会進出等の社会情勢の変化を背景に国民の食生活面においても大型の冷凍・冷蔵庫の普及、まとめ買いをする消費者の増加等の変化が進み、食品の家庭内における保存期間は一般的に長期化して来ていました。こうした状況で長期に保存した食品を使用することが多くなってきた為、食品の日保ちについての情報がますます必要になってきました。

4. 食品の知識習得の機会の減少

従来は、家庭内での保存食品作りや調理等の機会を通じて食品

> の性質、経時変化の特徴等に関する知識の伝承が行われてきていましたが、この頃には、加工食品の利用の増大などでそのような機会が減少してきていました。
>
> また、この当時から小売段階においては小規模な商店の減少と大規模な量販店の増加が見られ、販売形態も対応販売からセルフサービス方式に変わってきており、買物の際に専門的知識を有する販売業者から食品についての知識を得る機会が減少してきていました。
>
> このような状況から食品の日保ちを判断する上で必要な食品の性質等についての知識を日常生活の中で修得していく機会が減少してきています。

また、農水省の「食品表示問題懇談会」が示した、製造年月日表示を巡る食品の製造、流通の問題点として報告したのが、以下の3点です。

> 1. 製造年月日表示は、食品の製造日に着目するものであるため、購入者の消費者としては、食品の購入に当たって、できる限り新しい日付の食品を選択しようとするのは通常と考えられます。こうした購買行動は、鮮度が重視される食品については合理的と考えられます。
>
> しかし消費者のこうした購買行動に対応して、食品の特性と関係なく一般的に1日でも製造年月日の新しい商品を店頭に提供しようとすることは、日付表示をセールス・ポイントとして扱おうとする販売面での競争が基本にあるとはいえ、結果として鮮度志向を助長することになったり、食品の特性からみて厳しい日付管理が行われることになるといった問題を引き起こす要因となっていたことも否めません。
>
> このような状況は、製造段階における深夜・早朝操業による労

働条件の悪化、生産の平準化ができないことによる不効率、流通段階における多頻度小口配送、流通業者の設定する短い販売期限等を過ぎた製品の処分等、食品の製造、流通に様々な影響を与え、全体として製品のコストを上昇させ、最終的には消費者物価を押し上げる要因となるほか、資源の浪費や産業廃棄物処理問題等の環境問題にも繋がるものとなっている。（このような問題点は、平成２年７月にまとめられた食品流通問題研究会の報告書においても既に指摘されている。）

2. 海外からの問題提起

国際的な食品の規格・基準としては、FAO 及び WHO 両機関の下部機構である国際食品規格委員会が作成する国際食品規格があり、この規格の中では日付表示として期限表示が採用されている。海外の多くの国では、この国際食品規格で定める期限表示が食品の日付表示として採用されており、米国、EC からは日本の日付表示もこれによるべきだとの意見が出されている。

国内規格の制定、改正に当たっては、昭和 55 年に発効したガットの「貿易の技術的障害に関する協定」（スタンダート・コード）により、国際的な規格・基準のあるものはこれを基礎として用いることとされており、また、手続きにはガット事務局を通じガット加盟国に規格の内容を事前に通報し、了解を得ることとされている。近年、JAS 法に基づく品質表示基準の制定、改正に関するこうした手続きの過程で、製造年月日表示に関する部分について、EC から国際食品規格で定める期限表示に合わせるべきだとの強い意見が出されている。

現に、①ショートニング及び精製ラードについての製造年月日表示の義務付けを含む品質表示基準の制定、②調整マーガリン及

びファットスプレッドを適用対象に加えるための製造年月日の義務付けを含むマーガリンの品質表示基準の改正、③炭酸飲料及び果実飲料について輸入年月日表示の使用をやめ、製造年月日表示に統一するための品質表示基準の改正、④プレスハム及び混合プレスハムについて製造年月日表示に加え賞味期間表示を義務付けるための品質表示基準の改正について手続きが円滑に進まないという問題が生じている。

　こうした状況を背景に、平成4年7月の日米構造問題協議フォローアップ第2回会合において食品の日付表示制度が非関税障壁として取り上げられ、これを受けて、市場開放問題処理推進本部（OTO本部）諮問会議が、平成4年9月以降関係者からのヒアリング等も交えた検討を行い、平成5年4月に「基本的には、製造年月日表示に代えて期限表示を導入することが必要である」とする内容の報告書を提出している。この報告書を受けて、OTO本部は、平成5年5月に「政府は、報告書を最大限尊重した対応を取ることとする」との対応を決定している。

3. 日付表示制度の見直しの必要性

　製造年月日表示を原則とする日付表示制度は、昭和23年に食品衛生法において導入されて以来、長期間に亘り実施されてきていましたが、この間における我が国の食品を巡る状況を見ると、戦

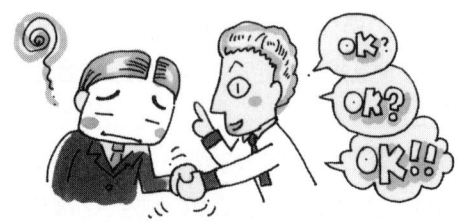

> 後の「量」の確保に問題があった時代から「質」が重視される時代に移り、輸入品も含め多種多様な食品がその品質を競いながら豊富に供給され、消費者がこれを広く購入、消費している状況にあります。
> 　このような状況で、製造・流通技術の進捗等を背景とする食品の供給を巡る諸事情の動向、国民の生活様式の変化等に伴う食品の購入、消費を巡る諸事情の動向、日付表示についての国際的な動向等、最近の日付表示を巡る状況を考慮すると、日付表示制度のあり方の検討を行う必要がある。

今後の日付表示のあり方(「食品衛生の観点から望まれる」として)については、厚労省の「食品日付表示に関する検討会」は、次のように報告しています。

> **厚**
>
> **1. 食品の品質保持の期限に関する情報の提供として**
> 　消費者が、その食品の品質がいつまで保持できるのかを知っておくことは、食品事故防止のための基本的事項である。
> 　とりわけ、家庭での食品の冷蔵・冷凍保存の普及・大型化によって容易となったこと、女性の社会進出が増大していること等を背景に、食品をまとめて購入し、各家庭で長期間保存することが一般的となった現在、食品の品質の保持に関する情報がますます求められているようになってきている。
> 　しかしながら、前で述べたように、今日においては、製造年月日表示は、食品の品質がいつまで保持されるかという点に関して、必ずしも有効な指標とはなり得ておらず、その一方で、消費者が持つ食品の品質保持に係る情報も十分とはいえない状況である。
> 　このような状況を踏まえ、品質保持に係る情報としては、基本

的に製造年月日よりも、品質保持期限そのものの表示(以下、「期限表示」という。)を行うことの方が有用と考えられる。

　すなわち、食品の日付表示については、製造年月日を表示し、消費者が自己の知識経験に基づいて品質の保持に関する判断をすることにより、公衆衛生の向上を図るという従来の考え方から、製造業者が品質保持の期限に関する情報を提供し、消費者が食品の購入あるいは家庭における使用の際に、その情報を活用できるようにすることにより、食品事故を防止し、公衆衛生の向上を図ることを基本とするよう改めるべきである。なお、具体的な取扱いについては、食品の特性を踏まえた検討が必要である。

　また、このような期限表示制度を導入することにより、これまでにも増して食品の製造・加工業者自らが生産する食品の品質管理について留意することが必要となるとともに、流通業者等にあっても食品の搬入及び保存に関して、更に注意が求められることとなる。

　このため、食品の製造・流通全般にわたって、衛生管理体制の充実が図れると考えられる。

厚

2. 品質保持の期限設定の要件

　表示された期限内においては、公衆衛生の向上及び増進の観点から、その食品は食品衛生上の問題が生じないような状態に保持されなければならず、また、食品が食品として当然に有しているであろう品質を保持していることが望ましいと考えられる。

　なお、食品の品質の保持は、製造時の衛生管理の状態、原材料の衛生状態、保存状態等の諸要素により大きく左右されるので、食品に表示される品質保持に関する期限は、このようなことを考慮して、その食品の製造業者が設定すべきである。

3. 日付表示の国際的動向への配慮

近年の食品の国際流通の増大を踏まえ、諸外国において広く採用されている国際食品規格（Codex 規格）に定められている "Date of Minimum Durability" 等の期限表示の制度を考慮する等、食品衛生の確保の上で支障のない限り、日付表示の国際動向にも配慮すべきである。

4. 食品衛生上の事故への対応

食品衛生上の事故が発生した場合に、事故原因の究明及び事故の拡大防止を図ることは、食品衛生を確保する上で極めて重要である。これまで、製造年月日表示は事故発生時に必要な対策を講じる上での手掛かりとされてきたが、ロット番号の普及によって、より適切な対応が可能となってきている。

さらに、食品製造技術の高度化や流通の広域化等の食品を巡る状況の変化を考慮すると、事故対策という面からみれば、むしろ、食品の製造状況を示すロット記号表示の導入等の検討を行うべきと考えられる。

また、農水省の「食品表示問題懇談会」では、今後の日付表示制度のあり方として、以下の報告をしています。

1. 日付表示制度見直しに当たっての基本的観点として
（1）消費者へのより適切な情報提供

食品の日付表示は、消費者の視点からみた場合、食品の品質を

判断するのに必要な情報を提供するものであり、製造年月日表示も、一定の範囲内で大きな役割を果たしてきた。

しかし、弁当、惣菜のような日保ちがせず鮮度が重視される食品から、缶詰のように長期にわたり保存が可能な食品に至るまで、多様な食品のすべてについて製造年月日表示の原則を一律に適用することのみでは、消費者に対し食品の品質に関する情報を提供するという観点からは、適切なものとは言い難い。

食品の日付表示は、食品の合理的な選択及び消費を行う上で適切な情報を消費者に提供することとなるように、食品の製造・流通・消費の実態、消費者の日付表示の利用実態等を踏まえつつ、それぞれの食品についてその特性に応じたものとすることが必要である。

更に、日付表示は、消費者に理解され易い用語や表現方法を用い、また、見やすいものとすることにより、消費者への情報提供が円滑に的確に行われるようにする必要がある。

(2) 国際化の現状への対応

食品の日付表示については、前にも述べたとおり、海外の多くの国で国際規格で定める「期限表示」が採用され、日本もこれによることを強く求められている。

現在の国際社会では、基本的には、各国の制度が共通の国際ルールを媒体として密接な関係を持ちつつ存在している状況にあり、国際食品規格も、このような食品に関する国際ルールの1つとして、食品の国際流通に大きく関係するものである。

ガット加盟国としてガット・スタンダード・コードを守る立場にある我が国としては、食品の日付表示についても、可能な限り共通の国際ルールに合わせていくべき重い課題を担っている。

なお、現在、輸入食品の一部について製造年月日表示に代えて輸入年月日表示を行うことが認められているが、これは輸入品について国産品と異なる取扱いをするものであり、また、輸入年月日表示自体については、食品がいつまで保たれるのかを知る上で適切なものとは言い難い。

2. 日付表示制度のあり方
(1) 期限表示の必要性
　前記でも記載したように、食品の日保ちについての情報は、食品の製造、流通、消費の各面において様々な変化が進む中で、消費者にとってますます必要なものとなっている一方、消費者が製造年月日表示を手掛かりにこれまでの知識、経験によってこれを適切に判断することが難しくなってきている。

　このような状況においては、食品の日保ちについての情報は、食品の品質がいつまで保たれているかを端的に示す期限表示により提供するのが適切であり、これにより食品の選択や消費において食品の特性に応じた合理的な行動をとりやすくなるものと考えられる。

　期限表示は、製造年月日表示とは異なり、食品の品質がいつまで保たれるかについて製造業者が積極的に情報を提供するものであるが、食品については品質を最も重視した製造、流通が行われている状況にあり、食品の供給サイドにおいて期限表示に対応した態勢をとっていくことは一般に可能であると考えられる。

　更に、期限表示をすることは、食品の日付表示を国際食品規格で定めるものと整合的なものにすべきであるとする国際的な要請に応えるものであるとともに、ＪＡＳ規格や品質表示基準の制定、改正を円滑に進め、国内の食品表示制度整備・充実を図って

いく上でも必要なことである。
　このため、今後の食品の日付表示制度については、原則を製造年月日表示から期限表示へ転換することが適当であると考えられる。

　(2) 製造年月日表示の取扱い等
　しかし、現行の製造年月日表示は、長期間にわたって実施され、これまでの消費者の知識、経験の積み重ねと相まって、現在では、食品の日保ちや鮮度の判断の手掛かりとして広く利用されている。他方、期限表示は、新しい種類の日付表示であり、食品の日保ちの指標として広く国民の間で利用されるまでには、製造業者、流通業者、消費者等の間においてそれなりの知識、経験の蓄積がなされる必要があると考えられる。
　また、製造年月日表示は、鮮度を重視する食品については、その品質がいつまで保てるかを消費者が比較的容易に判断できる手掛かりとなっている。
　このような製造年月日表示の利用の現状等を考慮すると、期限表示を原則とする日付表示制度への移行に当たっては、食品の特性、製造・流通・消費の実態、日付表示についての国際的対応等の諸事情を踏まえ、消費者への期限表示制度の十分な周知徹底、必要な移行期間の設定等、移行措置のあり方について十分留意する必要がある。

　(3) 食品特性と期限表示
　日付表示により、消費者に対して食品の品質に関する的確な情

報を提供するためには、食品をその保存性ないし品質の経時変化の速さの特性に応じてグループ分けし、それぞれのグループについて適切な日付表示のあり方を検討するのが適当である。

　この観点から食品をグループ分けする場合、「品質が保たれるのが数日以内の食品」「品質が保たれるのが数日から数ヶ月の食品」「品質が保たれるのが数ヶ月以上の食品」「品質が保たれるのが数年以上の食品」の4つに区分するのが適当であると考えられる。

① 品質が保たれるのが数日以内の食品
　保存性が極めて低い食品については、品質変化がごく短期間で進むので、使用（消費）の期限（Use-by Date）を表示することが考えられる。

② 品質が保たれるのが数日から数ヶ月の食品
　標記食品については、食品の品質が保持される期限（Date of Minimum Durability）を年月日で表示することが適当である。

③ 品質が保たれるのが数ヶ月以上の食品
　基本的には上記②の区分の食品と同様であるが、表示する日付について年月とすることが考えられる。

④ 品質が保たれるのが数年以上の食品
　保存性が極めて高い食品については、食品の品質がいつまで保たれるかを表示する必要性が乏しいため、日付表示は不要とすることが適当と考えられる。

　食品の特性に応じた期限表示のあり方については、以上のように考えられるが、上記①の区分の食品及びこれに類する②の区分の食品の一部について、食品の特性によっては、製造年月日表示、加工年月日等の表示、又は併記の必要性、妥当性等について十分配慮するべきである。

　なお、個々の食品の期限表示については、当該食品の製造・流

通・消費の実態や国際食品規格との整合性等も考慮して検討する必要がある。また、期限表示制度へ移行する際の移行期間の設定等の移行措置のあり方についてはすでに述べたように食品の特性・製造・流通・消費の実態、日付表示についての国際的対応等の諸事情を踏まえるとともに、期限表示のための試験データ等の整備状況、包材の在庫状況、上記①の区分の食品を中心とした日付表示の利用状況等に十分留意する必要がある。

なお、生鮮の青果物や容器包装に入れられていない食品については、日付表示に馴染まないことや容器包装に表示を行うことが困難であること等のため、従来から日付表示の義務付けが行われていないが、これらの食品については今後も同様の扱いにするのが適当である。また、食品事故発生時の製品回収等の手掛かりとするロット識別表示等については、別途検討されるべき事柄と考える。

(4) 期限の適正な設定等

食品に表示される期限の設定については、科学的、合理的根拠を持って適正に行うことが必要である。その場合、個々の食品に表示される期限は、その食品の品質の保持に関する情報を把握する立場にあり、当該製品について責任を負う製造業者等が設定すべきである。

食品ごとに統一的な期限設定を行うことが望ましいとの考えも一部にあるが、食品の品質がいつまで保たれるのかは、その使用原材料、製造工程、保管状況等に大きく依存するものであるため、各製造業者の生産する食品について統一的な期限を設定することは実態に即さない場合が在ると考えられる。

しかし、期限設定については、国又は関係業界が、相互に情報

交換等を行い、必要に応じ、食品の特性等を踏まえて、各製造業者の設定する期限についての基本的な考え方や標準的方法等を明確にすることが、期限の適正な設定を進める上で重要である。

さらに、行政機関、業界等において、市販品の調査等を通じチェックを行う必要もあろう。

(5) 期限表示の用語・表現方法

食品に表示される日付の意味が的確に消費者に伝わるためには、日付表示に用いられる用語や表現方法が容易にかつ正確に理解されるものでなければならない。

期限表示の用語・表現方法については、賞味期限、品質保持期限等の用語の他に「○年○月○日までおいしく食べられます。」等の文章による表現方法も考えられる。これに関しては、国際食品規格やEC指令で、食品に「Date of Minimum Durability」を表示すると定められるとともに、実際の食品への表示は「Best Before (～以前が最良)」という非常に理解しやすい表現方法としているのが参考となろう。いずれにしても今後十分に検討して決める必要がある。

なお、保存方法について特に注意が必要な食品については、期限表示とともに保存条件をも表示することとする必要がある。

(6) その他の留意すべき事項

① 他制度との調整

日付表示については、JAS法だけでなく、食品衛生法、都道府県の条例等によっても規制が行われている。これら諸制度における日

付表示のあり方、表示方法等については、消費者の混乱や製造・流通業者の過大な負担につながらないように調整を図る必要がある。
② 普及啓発等
　期限表示については、現在のところ消費者の理解が十分でなく、特に若年層は期限が少しでも経過した食品を廃棄する割合が高いといわれている。
　このため、行政機関、関係業界等は、消費者に対し食品の日保ち等の特性について十分な情報提供を行うように努めるとともに、期限表示制度への移行に当たっては、表示される期限の意味や食品の保存方法等についての正しい知識の普及を十分に実施する必要がある。更に、食品の製造業者、流通業者等に対しても、適正な期限の設定や適切な食品の取扱い等が行われるよう指導・啓発に努める必要がある。
　また、製造業者等は、設定した期限の根拠について消費者からの問い合わせ等に積極的に対応して情報の開示を行い、期限表示に対する消費者の信頼を高めるよう努めるべきである。流通業者等においても、期限表示制度への移行を機に、食品の特性を踏まえた妥当な日付管理について考えるのが適当である。

　そして、厚労省の「食品日付表示に関する検討会」報告書では、「日付表示に関し留意すべき点について」として、次のように報告しています。

3. 日付表示に関し留意すべき点について
（1）食品特性と日付表示の考え方について
　食品は、製造後速やかに消費すべきものから数年にわたって保存が可能な食品まで多種多様であり、これらの食品について一律に同種の日付を表示することには、無理があると考えられる。従っ

て、食品特性に応じ食品衛生の観点から望ましい日付表示を検討すべきであり、このような考え方に立った場合の食品特性の類型とそれに対応して表示すべき日付は、概ね以下のように考えることができる。

① 早期に消費が望まれる食品

数日以内の早期の消費が望まれる食品については、「Use-by Date」を表示することが考えられるが、生鮮食品的な加工度の低い食品では、製造年月日、加工年月日等の表示を行うことも考えられることから、更に個々の食品特性に応じた検討が必要である。

② 品質劣化の速度が比較的緩慢な食品

品質劣化の速度が比較的緩慢な食品には、品質が保持される期限の目安として、「Date of Minimum Durability」の表示を行うことが適当である（食肉製品、即席めん、缶詰）。この場合、数ヶ月以上品質が保持できる比較的安定した食品については、期限表示として、「日」まで表示を義務付ける意義は乏しいと考えられる。

③ 長期間保存しても衛生上の危害を及ぼす可能性が低い食品

長期保存によっても衛生上の危害を及ぼす可能性が低いと考えられる食品には、日付表示の必要性は乏しいと考えられる（ブランデー、砂糖、食塩等）。

④ その他の食品

加工を施していない生鮮食品（生鮮果実、野菜等）については、消費者が容易に鮮度及び保存期間が判断できることから、これまでどおり日付表示の必要性は乏しいと考えられる。

また、多くの加工食品（缶詰、びん詰、たる詰、つぼ詰以外の容器に容れられた加工食品）について日付表示が省略できる等容器包装の形態によって、日付表示の取扱いが現行制度では異なっているが、近年の食品製造技術及び包装技術の進歩は著しく、このような取扱いが実態に即していない面も見られる。従って、日

付表示制度の見直しに当たっては、容器包装の形態による日付表示の取扱いについても併せて食品衛生の見地から検討することが必要と考える。

　なお、いわゆるバラ売りや量り売りの食品については、表示を行うことが困難であるため、これまで同様、今後も日付表示を要しないこととすることが適当である。

厚

　(2) 期限設定の考え方について

　製造者等は、各々の食品特性を十分に踏まえ、製品のバラツキ等も見込んだ余裕をも考慮した上で、合理的な根拠に基づき、期限を設定すべきであるが、国又は業界団体が期限設定に当たっての基本的な考え方を示し、表示すべき期限の考え方が製造業者間で大きく異ならないよう留意することが必要である。また、必要に応じ、製造業者に対し期限設定に有効な指標等についての技術的情報を提供することも検討されなければならない。

　なお、食品の品質の保持に関する期限は、製造後の保存条件によって大きく変動する場合があるので、表示された期限内において一定の品質を保持するために必要がある場合は、その保存条件も表示させ、流通・販売業者等の注意を喚起すべきである。

厚

　(3) 輸入食品の取扱について

　期限表示を基本とした日付表示制度を導入するに当たっては、輸入食品についても国内と同様の日付表示を求めるべきである。この場合、輸入業者は、少なくとも海外の製造業者等から必要な情報提供を受けておく等の対応をすることが必要となると考えら

れる。
　なお、製造年月日が不明な場合に求めている輸入年月日表示については、現時点において合理的意義に乏しく、国内制度との整合性も考慮した上で、その取扱いを改める方向で検討すべきである。

　(4) 普及啓発について
　日付表示制度の改正に当たっては、表示される日付の趣旨及び意味について、食品製造関係者、流通関係者、消費者等に誤解又は混乱が生ずることのないようにしなければならない。このため、厚生省及び都道府県等の関係部局は、関係行政機関及び関係団体との連携の下に普及啓発に努める必要がある。
　特に表示を重要な情報として日常的に利用する立場にある消費者に対しては、表示されている日付が意味している具体的内容、保存に際しての留意事項、食品毎の表示の差違等について、広報媒体を活用する等によって、積極的に普及啓発を図るべきである。

　最後に、厚労省の「食品日付表示に関する検討会」報告書では「その他の検討課題について」として、次のように報告しています。

　4. その他の検討課題について
　今後、新たな日付表示制度の導入についての検討を行うに当たっての課題については、「3. 日付表示に関し留意すべき点について」で記したが、その他、以下に示すような課題についても、技術面又は実務面から十分な検討を行っておく必要がある。

(1) 農林物資規格化及び品質表示の適正化に関する法律（JAS法）等の他制度との調整について
　　食品に日付表示を求める制度として、食品衛生法以外にJAS法等に基づく制度があるが、新たな日付表示制度が消費者の混乱や製造者の過重な負担を来すことのないよう、制度間の調整を十分図る必要がある。
(2) 経過措置の設定について
　　新たな日付表示が円滑に行われるよう、経過措置をどのように設定するべきか、関係団体の意見も踏まえ、検討を行う必要がある。
(3) 食品衛生監視について
　　新たに導入する日付表示の改正に当たっては、適正な表示が行われるよう、保健所等の食品衛生監視員による製造業者等への指導について検討する必要がある。

　ここまで、「製造年月日」が食品表示から消えるに至った大きな要因である、農林水産省と厚生労働省における有識者会議の報告書の内容を見てきました。
　見ておわかりになるとおり、様々な要素により「期限表示」制度を導入すべき、という内容になっています。この報告書の中では「賞味期限」「品質保持期限」「消費期限」が妥当であるかとの内容については触れていませんが、これらの報告書を受けて行われた平成6（1994）年のJAS調査会答申、同年9月の食品衛生調査会の答申により、平成7（1995）年2月に「食品衛生法施行規則」、同年4月にはJAS法の告示が出されて法改正がなされ、日付表示が「製造年月日」から「期限表示」へと改正されました。

1.5　厚生労働省、農林水産省の合同委員会の成果

　前項で示したように、期限表示への一本化、品質期限表示の賞味期限への一本化が実現しました。

　食品表示制度については、「食品衛生法」、「農林物資の規格化及び品質表示の適正化に関する法律（JAS法）」、「不当景品類及び不当表示防止法（景品表示法）」等のたくさんの法律に規定があります。さらに、これらの法律は所管省庁が異なっており、十分な連携が取られないままそれぞれの観点から表示制度が運用され、同様の表示項目に異なる用語が使われていることもあり、消費者、事業者双方にとってわかりにくいものとなっていることの指摘の声が大きくなってきていました。

　また、平成14（2002）年に提出されたBSE問題に関する調査検討委員会報告の中でも、「現在の各種表示制度について一元的に検討し、そのあり方を見直す必要がある」との指摘がありました。

　このことから、厚生労働省医薬局食品保健部長および農林水産省総合食料局長の私的懇談会として、内閣府および公正取引委員会も参画し「食品の表示制度に関する懇談会」が開催されました。この懇談会は平成14（2002）年6月7日に第1回が開催され、同月28日、7月4日、12日及び30日の計5回開催されました。

　これは画期的な懇談会であり、行政間の溝が埋まり始めたと感じました。

　そして、平成14（2002）年8月に「食品の表示制度に関する懇談会　中間取りまとめ」が報告されています。この報告書の中で、「用語、定義の統一等」ということで提言がなされており、以下に、その委員名簿と提言内容を紹介します。

「食品表示制度に関する懇談会」委員（◎座長、○座長代理）

1. 栗生　美世 氏　（社）栄養改善普及会リーダー
2. 岩崎　充利 氏　（財）食品産業センター理事長
3. 江口　公典 氏　上智大学法学部教授
4. 大木美智子 氏　消費科学連合会会長
5. 小笠原荘一 氏　日本チェーンストアー協会常務理事
6. 小沢理恵子 氏　日本生活協同組合連合会くらしと商品研究室長
7. 垣添　直也 氏　（社）日本輸入食品安全推進協会会長
8. 首藤　紘一 氏　（財）日本医薬情報センター理事長
9. 玉木　　武 氏　（社）日本食品衛生協会副理事長
10. 中村　靖彦 氏　明治大学農学部客員教授
11. 中村　祐三 氏　全国農業協同組合中央会常務理事
12. 日向　弘吉 氏　東京青果（株）取締役開発部長
13. 日和佐信子 氏　全国消費者団体連絡会渉外担当
14. 本間　静一 氏　お茶の水女子大学生活科学部長　◎
15. 松谷　満子 氏　（財）日本食生活協会会長
16. 松本　恒雄 氏　一橋大学大学院法学研究科教授
17. 丸井　英二 氏　順天堂大学医学部教授
18. 丸山　　務 氏　麻布大学環境保健学部教授
19. 山中　博子 氏　全国地域婦人団体連絡協議会理事
20. 和田　正江 氏　主婦連合会会長　　　　　　　　○

〈懇談会〉

「食品の表示制度に関する懇談会　中間取りまとめ」（平成14年8月）

【用語、定義の統一等】

1. 複数の法律において用語や定義などが異なっている表示項目等については、表示を見る消費者、表示を行う事業者の分かりやすさを考え、速やかに整合性の確保に向けて検討に着手すべきである。

2. 特に消費期限、賞味期限及び品質保持期限については、関係府省で速やかに定義や用語の統一を図る必要がある。

> 3. また、表示項目及び内容の改正に当たっては、各府省による調整の下、施行時期をできる限り同じ時期にすること等により、事業者の表示に係る負担を極力減らすことが必要である。

　この提言後、平成14（2002）年12月11日から開催された「食品の表示に関する共同会議」で、「品質保持期限及び賞味期限の用語の統一」を含めた項目が審議されました。「食品の表示に関する共同会議」は、食品衛生法に関する審議会（調査会）及びJAS法に関する調査会（小委員会）の、食品の表示に関する共同会議として開催されました。これは、正規の公的会議としては画期的な会議であったと思います。調査審議する内容としては、食品衛生法、JAS法に共通する表示項目、表示方法等について検討されることとなりました。委員名簿は下記のとおりです。

「食品の表示に関する共同会議」

1. 沖谷　明紘　氏　日本獣医畜産大学教授
2. 門真　　裕　氏　（財）食品産業センター企画調査部長
3. 神田　敏子　氏　全国消費者団体連絡会事務局長
4. 丹　　啓二　氏　日本生活協同組合連合会開発企画部担当課長
5. 豊田　正武　氏　実践女子大学生活科学部教授
6. 長野みさこ　氏　東京都多摩立川保健所長
7. 中村　靖彦　氏　明治大学客員教授
8. 並木　利昭　氏　日本スーパーマーケット協会事務局長
9. 原田　典正　氏　全国農業協同組合連合会大消費地販売推進部長
10. 松谷　満子　氏　（財）日本食生活協会会長
11. 丸井　英二　氏　順天堂大学医学部教授
12. 宮城島一明　氏　京都大学大学院医学研究科助教授

　その後開催された第2回、第3回「食品の表示に関する共同会議」でさらに検討が重ねられ、平成15（2003）年3月24日に開催された「第4回食

品の表示に関する共同会議」において「期限表示の用語・定義の統一について（報告書）（案）」が提出されました。その内容は次のとおりです。

〈共同会議〉

第4回　食品の表示に関する共同会議（平成15年3月24日）
1.「期限表示の用語・定義の統一について（報告書）（案）」
(1) 用語の統一について

　食品の劣化速度が比較的緩慢な食品の期限表示は、食品衛生法では、「品質保持期限」を、JAS法では「賞味期限」を表示することを基本としているが、同じ意味を示すにもかかわらず異なる用語を使用することは、消費者及び事業者からは、分かりにくいとの指摘を受けていることから、用語の統一を図る必要があると考えられる。

　用語の統一の検討過程においては、「品質保持期限」ないし「賞味期限」に統一する、あるいは第3の用語に統一することが検討されたが、以下の観点から「賞味期限」に統一を図ることが適当である。

　① 用語の各種調査（参考1）によれば、「賞味期限」が多くの種類の商品に使用されており、消費者、事業者の間には、「賞味期限」がほぼ定着していること。

　② 平成14年9月に、厚生労働省及び農林水産省が行った「品質保持期限及び賞味期限の用語の統一について」の意見募集の結果（参考2）でも、賞味期限に統一すべきとする意見が、全体の意見の63％を占めていること。

　③ 食品の劣化速度が比較的緩慢な食品の期限表示は、可食限界に安全係数を掛けて短く設定しているものであり、可食限界そのものを示すものではないことから、可食限界のニュアンスがある品質保持期限よりも、賞味期限という用語が適切であると考えられること。

④　限られた表示スペースの有効利用の観点から「賞味期限」の方がより文字数が少ないこと。

《参考1》用語の各種調査結果
① 　市販品の期限表示状況
　対象：品質保持期限又は賞味期限を使用している740商品について、その使用実態を調査
（平成14年6月　農林水産消費技術センター調査結果）

品質保持期限	166商品（16%）
賞味期限	624商品（84%）

②「品質保持期限」と「賞味期限」の使用実態調査について
　対象：食品関係団体41団体の主な食品の種類別にその使用実態を調査
（平成15年1月　厚生労働省医薬局食品健康部調査）

品質保持期限	15.7%
賞味期限	80.6%
その他（消費期限等）	3.7%

《参考2》「品質保持期限及び賞味期限の用語の統一について」に寄せられた意見について
（平成14年10月、厚生労働省医薬局食品保健部企画課、農林水産省総合食料局品質調査課）

品質保持期限に統一すべき	12%
賞味期限に統一すべき	63%
統一不要	19%
その他（新語の提案等）	6%

「品質保持期限及び賞味期限用語の統一について」に寄せられた意見での中で、「品質保持期限に統一がよい（15.7％）」とした意見は次のようなことでした。
① 賞味期限は消費期限と語感が近いため、混同しやすい。
② 添加物のように「賞味」することが前提でないものに、「賞味期限」と表示するのは、不自然、不合理である。
③ 消費者が表示に求めるべきは、「おいしく食べ得る期限」よりも、法律用語の定義により近い「食品の安全期限」だと考える。

〈共同会議〉

(2) 定義の統一について

「品質保持期限」「賞味期限」の定義は、共に、「包装食品の表示に関するコーデックス一般規格」（Codex STAN1-1985 (Rev. 1-1991)）に規定されたDate of Minimum Durability (Best Before) の定義を引用しており、省令・告示上の文言の違いはあるものの、同じ意味を表しており、統一を図ることが適当である。

また「品質保持期限」、「賞味期限」として表示された期限を超過した食品を摂取した場合においても、必ずしも衛生上の危害が生じる訳ではない。

このため、食品資源の有効活用の観点から、それらの期限を過ぎた食品を、期限を超過したことのみを理由に、すぐに廃棄することのないように、消費者に対する啓発の意味を含めて、コーデックス一般規格に規定されたDate of Minimum Durability (Best Before) の定義中の「However, beyond the date the food may still be perfectly satisfactory.（仮訳：しかしながら、その日を過ぎても、その

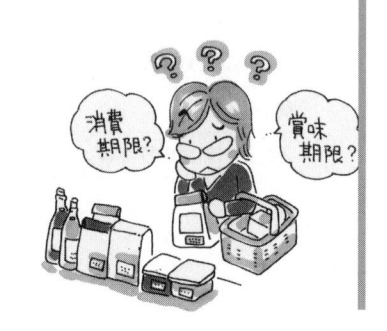

食品は依然として完全に満足し得ることもある。）」の意味を定義に追加することを検討する必要がある。

〈共同会議〉

2. 消費期限の定義の統一について

「消費期限」の定義については、食品衛生法では「衛生上の危害が発生するおそれがないと認められる期限」、JAS法では「摂取可能であると期待される品質を有すると認められる期限」とされ、同じ用語に対して、2つの異なる表現で定義付けが行われているが、消費者及び事業者の混乱を解消するため、統一を図ることが適当である。

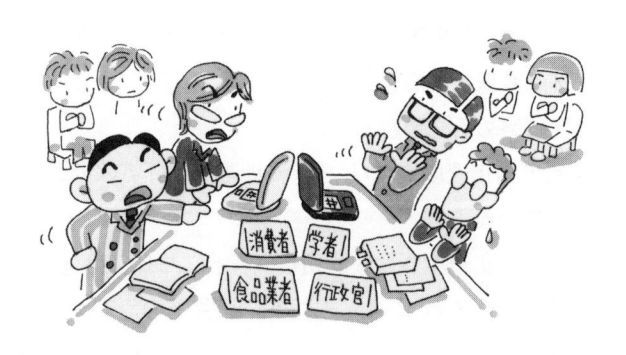

〈共同会議〉

3. 新たな用語・定義

これらの検討を踏まえ、下記のとおり、用語、定義の統一を図ることが適当である。厚生労働省及び農林水産省においては、下記を基本として、更に法制的な検討を加え、所要の改正手続きを行うこととされたい。

期限表示の用語・定義（案）

新用語	定義
賞味期限	定められた方法により保存した場合において、期待されるすべての品質の保持が十分可能であると認められる期限を示す年月日をいう。 ただし、当該期限を超えた場合であっても、これらの品質が保持されていることがあるものとする。

新用語	定義
消費期限	定められた方法により保存した場合において、腐敗、変敗その他の品質の劣化に伴い安全性を欠くこととなるおそれがないと認められる期限を示す年月日をいう。

〈共同会議〉

4. 留意すべき事項

今回、期限表示の用語・定義の統一についての検討の過程において、期限表示の用語・定義の意味についての十分な理解が得られていないことが指摘されており、今後、以下の点等についての正しい理解が得られるよう、消費者等に対する十分な情報提供、普及啓発に努める必要がある。

(1) 食品の劣化速度により、「消費期限」と「賞味期限」に区別されていること。
(2) 食品の劣化速度が比較的緩慢な食品については、表示された期限が過ぎても、必ずしも直ちに衛生上の危害が生じる訳ではないこと。
(3) 表示される期限は、包装を開封する前の期限であること。等

ここまで見てきたように、「第4回 食品の表示に関する共同会議」の「期限表示の用語・定義の統一について（報告書）（案）」により、厚生労働省は、食品衛生法施行規則等の一部改正（平成15年7月31日付け　厚生労

働省医薬食品局食品安全部長名）を出し、「品質保持期限」を廃止し「賞味期限」に統一する決定をしました。その文書は、以下のとおりです。

食品衛生法施行規則等の一部改正について：食安発第0731001号
平成15年7月31日
厚生労働省医薬食品局食品安全部長

第2　改正の要点
1　食品衛生法施行規則関係
日付に関する表示の基準の改正について（第5条第1号ロ関係）
ア　用語の統一について
別表第3に定める食品又は添加物であって販売の用に供するもの（以下「食品等」という。）について、劣化速度が比較的緩慢な食品等に係る期限表示については、品質保持期限を廃止し、賞味期限とする。
イ　消費期限の定義について
定められた方法により保存した場合において品質が急速に劣化しやすい食品にあっては、従来より消費期限を記載することとしているが、今回JAS法との整合性を確保する観点から、その定義を「定められた方法により保存した場合において、腐敗、変敗その他の品質の劣化に伴い安全性を欠くこととなるおそれがないと認められる期限を示す年月日をいう」に改めること。
ウ　賞味期限の定義について
イに規定する食品以外の食品にあっては、消費期限同様、JAS法との整合性を確保する観点から、「定められた方法により保存した場合において、期待されるすべての品質の保持が十分可能であると認められる期限を示す年月日をいう。ただし、当該期限を超えた場合であっても、これらの品質が保持されていることがあるものとする」に改めること。

2　乳等省令関係
　日付に関する表示の基準の改正について（第7条第2項第2号ホ、第3ヲ及び第4号チ関係）
　　乳及び乳製品並びにこれらを主要原料とする食品について、食品衛生法施行規則の改正に準じて、現行の品質保持期限に代えて賞味期限の表示を行うこととしたこと。
　　3　健康増進法施行規則関係
　日付に関する表示の基準の改正について（第14条第2項関係）
　　健康増進法に基づく特別用途食品の表示について、食品衛生法施行規則の改正に準じて、現行の品質保持期限に代えて賞味期限の表示を行うこととしたこと。
　第3　施行期日等
　　1　施行期日
　これらの改正規定は、公布の日から施行されること。
　　2　経過措置
　　平成17年7月31日まで製造され、加工され、若しくは輸入される「食品又は添加物」「乳及び乳製品並びにこれらを主要原料とする食品」「健康増進法第26条第1項の許可又は第29条第1項の承認を受けている者が行う食品」についての表示は従前のとおり「品質保持期限」の記載ができることとしたこと。

　この、厚生労働省からの「食品衛生法施行規則等の一部改正」の文書が示すとおり、「品質保持期限」を廃止し「賞味期限」に一本化することに決め、実施がなされたのです。今後とも、国民の生活目線での行政を第一義として、各省庁共同での作業の強化を図っていただければと思います。

※参考：CODEX における日付表示の定義

1.「Date of Minimum Durability」
「Date of Minimum Durability（best before）」とは、ある保存条件下で、製品が、完全な市場性を有し、かつ、黙認的又は明示的に表示されたいかなる特定の品質をも保持する期間の周期を明らかにする日付を意味している。しかしながら、その日付を過ぎても、その食品は依然として完全に満足し得ることもある。

2.「Use-by Date」
「Use-by Date（Recommended Last Consumption Date）（Expiation Date）」とは、ある保存条件の下で推測された期間の終期を意味しており、その期間を過ぎた時には、その製品は消費者により通常期待されている品質特性は、おそらく、有していないであろう。この期日を過ぎた場合は、その食品は市場性を有しているとみなされるべきではない。

1.6　平成 7（1995）年以降の動き

　現在（平成 25（2013）年）では、この「製造年月日」表示をあちらこちらの食品で見かけるようになりました。「え〜！　それって法律違反じゃないの？」と思われるかもしれませんが、実は、行政は製造年月日の表示を任意で認めているのです（『加工食品の表示に関する共通 Q ＆ A（第 2 集：消費期限又は賞味期限について』）。ただし、JAS 法で規定されている義務表示項目を一括して表示する「別記様式（加工食品品質表示基準で規定）」内では記載できないことになっています（消費者庁の見解）。

　しかし、これでは平成 9（1997）年に「製造年月日表示をやめて期限表示のみとする」方向に大きく舵を切ったと思われた施策が、これでは全く意味をなさないことになります。任意で表示してあれば、「別記様式」内であろうがなかろうが、消費者はそれを見て購入することになります。このことから派生する問題については、後述したいと思います。

　先に、「もう 1 つ、「製造年月日」の表示について考えておかなければならないのは、食品の「製造日」とはいつの時点なのかということです。先に、製造年月日の定義は「包装を除いて、これ以上の製造や加工が必要でない時点（包装後に滅菌及び殺菌等のように別途の製造工程を経る製品の場合

は、最終工程を終えた時点）」と示しましたが、現在、この定義がそのまま食品業界で通用しているのか、甚だ疑問に感じています。

　数年前のことになりますが、老舗和菓子メーカーの「二重日付表示」の問題を、メディアが大きく取り上げたことがありましたが、このとき、農林水産省所管のJAS法と、厚生労働省所管の食品衛生法では見解が全く異なりました。

　事件の経過は次のようでした。土産店の店頭には「〇〇会社　〇〇年〇〇月〇〇日　謹製」と表示があり、その日の製造であることを示していました。この会社では製造完了後、配送車で土産店に配送して廻りますが、土産店に納入されなかった製品は、工場に持ち帰り冷凍保存して、土産店からの要望があれば翌日以降解凍し、前の製造日のシールを剥がし、新たにその解凍日を製造日として販売していました。

　農林水産省は、JAS法違反として取り扱いました。JAS法では、「1つの加工食品に製造日は二度はない」という観点から「違法」と判断しました。しかし、食品衛生法を主管業務とする保健所では「食品衛生法上は問題ない」との見解を示しました。

　これは、食品衛生法では食品が安全に保たれているがどうかが重要であり、同法の観点での調査から、消費期限の長さを決める際に行われる、微生物試験や製造工場内および配送での温度管理など、生産時の衛生管理が適正に行われていたかの科学的根拠を重視した結果、「問題ない」と判断し、農林水産省が指摘する最初の製造日と、2つ目の製造年月日までを別々に捉えて、「2つの工程があった」という判断をしたことによります。食品衛生法では、製造年月日はあくまで期限表示を設定するための日付であり、当該製品に表示されていた「消費期限」の設定根拠に問題がなく、製品自体の微生物検査でも問題がなかったということで、製造年月日の貼り替えを「法令上問題あり」とするには至らなかったのです。このことは、JAS法と食品衛生法の両者が目的とするところの相違によるのですが、この製品を購入し、喫食する消費者からすればスッキリ納得したとは言い難い、行政理論が表出した問題であったと強く感じる事件でした。

現在、確かに食品製造は高度化・複雑化し、冷蔵・冷凍技術も進化して、流通の進歩等もあり、どの時点が食品の「製造日」か、「期限表示の計算の始まりの日」か定めにくい状況ではありますが、「製造日」については再度定義を明確にする必要があるかもしれません。また、「製造年月日」表示から「期限」表示へ大きく舵を切ったのであれば、「製造年月日」表示は認めるべきでないと考えます。また、舵を切った理由が全く意味をなさなくなってしまいます。

1.7　平成7（1995）年の期限表示への結果はどうであったか

平成22（2010）年
食品表示に関する意見交換などの意見紹介とコメント

「製造年月日」の義務表示を改正し「期限表示」のみを表示する、とした改正から20年近くが経過している現在（2013年）、消費者や製造業等においてどのような影響があったのかを検証してみましょう。

当然のことながら、消費者側と食品製造企業側の受け止め方は全く異なっているようです。

表示を確認して食品を購入する消費者にとっては、いまだ「消費期限」と「賞味期限」の明確な定義がきちんと認識されていないためにわかりづらく、事業者が不正を犯す余地が生じているとの意見も出てきています。また、製造年月日表示を期限表示に併記してほしいとの声が近年さらに大きくなってきています。これに対しては、「製造年月日」の定義を明確にしてからの併記を望む声も強くあります。

企業側からは、「製造年月日」表示の復活を望む声は聞こえてきません。

企業側としては、製造年月日義務表示時代は、消費者が食品を購入するに当たってはできる限り新しい日付の食品を選択するのが普通であり、こうした購買行動に対応して、食品の特性と関係なくできるだけ製造年月日の

新しい商品を店頭に提供することをセールス・ポイントとして販売店の競争が激化し、結果として鮮度志向を助長することになり、厳しい日付管理による問題を引き起こす要因となっていました。
　このような状況が、製造段階における深夜・早朝操業による労働条件の悪化、生産の平準化ができないことによる不効率、流通段階における多頻度小口配送、流通業者の設定する短い販売期限等を過ぎた製品の処分等、食品の製造、流通に様々な影響を与え、全体として製品のコストを上昇させる要因となっていました。さらには、資源の浪費や産業廃棄物処理問題等の環境問題にもつながっていたため、これが期限表示に代わってからは、その程度は緩やかになっており、今後も「製造年月日」の表示が復活する必要はないとの考えのようです。

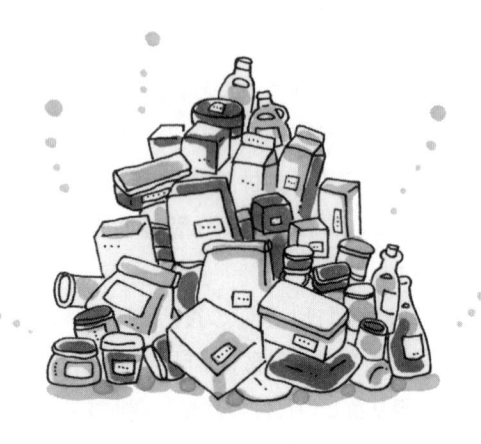

Q4：どうして、製造年月日の表示を義務付けないのですか。

A4：厚生労働省及び農林水産省において、食品等の日付表示のあり方について検討した結果、

① 保存技術の進歩により、製造年月日を見ただけではいつまで日持ちするか分からなくなっていたこと。
② 製造年月日表示が返品や廃棄を増大させていたこと。
③ 国際規格（包装食品の表示に関するコーデックス一般規格）との調和が求められたこと。

等の理由から、平成7年に、製造年月日を表示することとされていた制度が、期限表示をすることに変更され、2年の移行期間を経て平成9年4月から完全に転換されたところです。

このため、製造年月日のみを表示することは認められなくなりましたが、事業者が消費期限または賞味期限の表示を適切に行った上で、必要に応じて、消費者への情報提供として、任意で製造年月日を表示することは可能です。

なお、賞味期限を過ぎた食品等がすぐに食べられるなくなる訳ではありませんので、廃棄による環境への負荷も考慮しながら、買い物や保存を行っていただくことが望ましいです。

『加工食品の表示に関する共通Q&A（第2集:消費期限又は賞味期限について）』

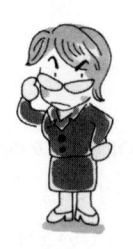

1.8 海外の状況

(1) 米　国

月日の明示と、日付の意味の表示が必要とされています。

　　　例：sell-by、use-before

州によっては、期限表示を義務付ける場合があります。

賞味期間・期限（open date）：主に生鮮品を対象として
- sell-by date：店頭での販売期限。期限が終了する前に購入する必要があります。
- Best if used by（or before）：香りや品質が最も良い状態にある期間。安全を保証するものではない。
- Use-by date：品質が最も良い状態で保持される期限。事業者が設定。
- Closed or coded dates：事業者が缶詰などに用いる製造番号。

(2) 欧州委員会

原則として　date of minimum durability。微生物学的観点から非常に腐敗しやすく、従っておそらく短時間後に健康に危害をなす可能性のある食品の場合は、use by date を記載します。生鮮青果物、アルコール飲料など一定の食品については期限表示は不要となっています。

表示方法は、「日、月、年」で記載、但し3カ月未満のものは「日、月」、3カ月以上18カ月未満にものは「月、年」、18カ月以上のものは「年」のみの表示となっています。

(3) フランス

EU司令に準拠。賞味期限（DLUO）の記載は義務となっています。

食品が特に生物学的に傷みやすい場合には、消費期限（DLC）及び特別の保存方法の記載が義務となっています。

期限表示の設定については、完全に企業の責任で行われます。

期限表示の先延ばしや再ラベリングは許されないこととなっています。

期限表示に関する欧州の規定が不明確で、各国ともに解釈の余地がある点が問題になっています。

(4) イギリス

EU司令に準拠。国内での食品表示規制により、個別規制がある砂糖製品、ココア製品、コーヒー、卵などを除き、最終消費者またはケータリング事業者向けの食品は、食品名、原材料、期限表示、保存条件製造業者等の名称及び所在地、誤認を与える場合には原産地などを記載しなければならないとされています。

さらに、非包装または対面販売の包装済みの食品は除外されます。なお、「食品包装」とは、販売するために食品全体あるいは一部を包んだもので、開封しなければ改変したり入れ替えたりできない状態のことで、消費者や食品提供事業者に提供するために施されたものであると定義されています。

バラ売りされることのないお菓子やチョコレートで、個別に包まれた状態のものは除かれます。また、個々の果物や野菜を保護するためのプラスチックフィルムで包む場合は、食品包装には含まれません。

一方、中食、レストランで提供される食品についての表示は、放射線照射、GM（遺伝子組み換え）の有無の記載（放射線照射、GMの記載はEUの法規に従うこととなっています）が義務付けられていますが、それ以外の項目は義務化されていません。

期限表示については、賞味期限と消費期限が規定されています。他に、自主的に設定されている販売期限があります。

① 賞味期限（minimum durability）：Best before　〇日〇月〇年とします。

　　なお、

　　・3カ月以内の場合は、〇日〇月

　　・3カ月〜18カ月の場合は、Best before end　〇月〇年

- 18カ月を超える場合は、Best before end　〇月〇年（または年のみ）とされています。
- 表示場所は、表示箇所を記載すれば、Best　before の文言と離れてもよいとされています。

② 消費期限（"use by"date）：微生物学的に腐りやすく、短期的に害を与え兼ねない食品については、適切に保存された場合に使用できる期限を記載し、守られるべき保存条件も併せて表示することとされています。「use by〇日〇月（または〇日〇月〇年）」

③ 対象食品の例
牛乳・乳製品、調理済み食品、薫製の魚、常温で変化する薫製の肉類、半調理済み食品、真空・ガスパックで保存された畜産物、魚等を含んだ食品。

④ 表示不要の食品
生鮮果実・野菜（皮むき、カット等の処理がなされていないもの）、ワイン及びその類似果実酒、ぶどうから作られる飲料、アルコール分10％以上のその他飲料、業務用として販売される5リットル以上の容器に入った清涼飲料・果実ジュース・ネクター、アルコール飲料、24時間以内に通常消費されると想定されるケーキ菓子とパン類、発酵酢（ビネガー）、食塩、砂糖菓子（原料のほとんどが香料入りか着色された砂糖のみであるもの）、チューインガム及びその類似商品、食用に個別にパックされたアイスクリーム等

⑤ 消費期限または賞味期限は、食品業者が余裕をもって決めています。記載の遵守状況については自治体が確認をしています。
また、消費期限と賞味期限は法的には同様の扱いになっていますが、消費期限が過ぎたものは法令上、販売は禁止となっています。
一方、賞味期限を過ぎたものを販売しても違法ではないとしています。また、大手スーパーでは、生鮮、チルド、保存食など期限の長さに関わらず、販売期限「display until」が表示された商品が店頭に並んでいます。

この販売期限は、表示の義務はありません。製造業者が店頭の管理のために自主的に表示しているものです。スーパーマーケットでは、惣菜、チルド食品など多くのカテゴリーに販売期限と、消費期限または賞味期限が併記されています。

(5) カナダ

Durable life date（賞味期限）：小売りのために食品が包装された日から開始する期間。

適切な保存状態に置いたとき、さほど劣化しておらず、通常の健全な状態で、美味しく栄養的な価値もあり、事業者が強調する品質を備えている状態にある期間と定義されている。そして、このような期間が終了する日を「durable life date」（賞味期限）としています。

小売店以外で包装される食品で、賞味期間が 90 日以下のものは、「Best-before date（賞味期限）」としています。常温以外で保存する場合は、適切な保存方法も併せて表示することとしています。

Use-by date（使用期限）

Packaging date（包装日）：小売店で包装される食品。賞味期間に関する情報を併せて表示する。

(6) 韓　国

韓国では、食品など（輸入食品を含む）はラベル表示対象であり、「食品などの表示基準（食薬庁告示第 2008-31 号（2008.6.17 改正））によって表示事項が決められており、この中で、日付表示としては「製造年月日」及び「流通期限又は品質維持期限」が定められています。

① 製造年月日の表示対象食品は、即席で摂取可能な食品のうち「弁当、海苔巻き、ハンバーガー、サンドイッチ」、砂糖、食塩、氷菓類、酒類（但し、流通期限表示対象であるビール、濁酒及び薬酒は除く）

② 製造年月日の表示方法は、「○○年○○月○○日」、「○○．○○．○○」の方法で、主要表面、または一括表示面に表示しなければなり

ません。
③ 流通期限または品質維持期限の表示の対象品目は、製造・加工・粗粉・輸入した食品（自然状態の農林水産物を除く）。但し、砂糖、氷菓類、食用氷、菓子類中のガム類（小包装製品に限る）、食塩と酒類（ビール、濁酒及び薬酒を除く）及び品質維持期限として表示する食品は流通期限の表示を省略できます。

なお、流通期限とは、製品の製造日から消費者に販売が許可される期限を意味します。

また、品質維持期限とは、食品の特性に合った適切な保存方法や基準によって保管される場合、当該食品固有の品質が維持できる期限を意味します。

参考1：「賞味期限」が意味するもの

　「賞味期限」とは、JAS法の加工食品品質表示基準を見ると、第2条で次のように定義されています。「定められた方法により保存した場合において、期待されるすべての品質の保持が十分に可能であると認められる期限を示す年月日をいう。ただし、当該期限を超えた場合にあっても、これらの品質が保持されていることがあるものとする。」

　このため、「賞味期限」を過ぎた食品であっても、必ずしもすぐ食べられなくなるわけではありませんので、それぞれの食品が食べられるかどうかについては、消費者自身が個別に判断することになっています。

　「賞味期限」が表示されるのは、一般的に考えて「比較的品質が劣化しにくい」食品と考えられます。例えばスナック菓子、即席めん類、缶詰、牛乳、乳製品などです。なお賞味期限は、容器包装を開封する前の状態で保存した場合の表示をすることになっています（消費期限も同様）。

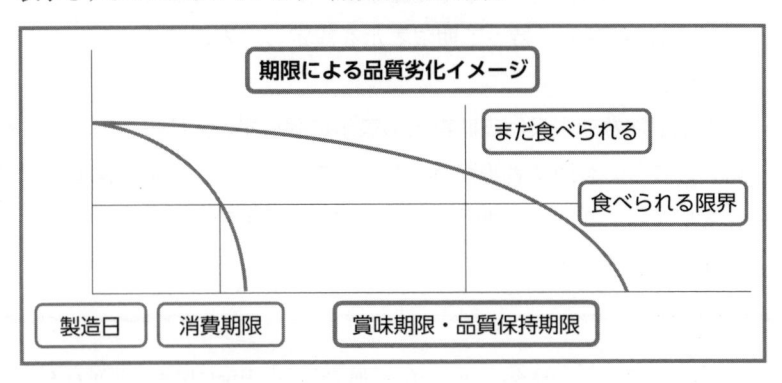

期限による品質劣化イメージ

まだ食べられる

食べられる限界

製造日　消費期限　賞味期限・品質保持期限

　ところで、この賞味期限（消費期限も含めて）を誰が決めるのかということを、食品企業へお勤めしている方や、多くの消費者の方からよく聞かれます。お役所で決めてくれるんでしょう？とか、行政が基準を作り、それを企業が取り入れて企業が作成するのだろうと思われているようですが、実は違うのです。これは食品製造メーカー自身が設定し、表示することになっています。設定に関しては『加工食品の表示に関する共通Q&A（第2集：消費期限又は賞味期限について）』の「Q6」には、次のように記されています。（詳しい内容については第2章で述べます）。

> **Q6：誰が消費期限や賞味期限を決めているのですか。**
>
> **A6：** 消費期限又は賞味期限の設定は、食品等の特性、品質変化の要因や原材料の衛生状態、製造・加工時の衛生管理状態、容器包装の形態、保存方法等の諸要素を勘案し、科学的、合理的に行う必要があります。このため、その食品等を一番よく知っている者、すなわち、原則として、
>
> ① 輸入食品等以外の食品等にあっては製造業者、加工業者又は販売業者が
>
> ② 輸入食品等にあっては輸入業者（以下、製造業者、加工業者、販売業者及び輸入業者を合わせて「製造業者等」という。）が責任を持って期限表示を設定し、表示することとなります。
>
> なお、消費期限又は賞味期限の表示に限らず、食品等への表示は、これらの製造業者等が行うものです。従って、各製造業者等においては、設定する期限について自ら責任を持っていることを認識する必要があります。

　設定方法に際しての検査についても、『加工食品の表示に関する共通Q＆A（第2集：消費期限又は賞味期限について）』の「Q10-1」に示されています。

　また、期限表示の記載方法も具体的に規定されています。これも、同Q＆Aの「Q15」を見てください。

　そして、「購入した製品が冷蔵庫内等で賞味期限が切れていた場合はどうすればよいか」とのご質問もしばしば聞かれますが、これは、「賞味期限」の定義に「当該期限を超えた場合にあっても、これらの品質が保持されていることがあるものとする」とJAS法の加工食品の品質表示基準で規定されていますので、すぐに捨てるのでなく、見た目や匂い等により、五感で個別に食べられるかどうかを判断しましょう。調理方法を工夫することなどにより、食品の無駄な廃棄を減らすことも大変重要です。

　食品表示をよく見ていただくと、賞味期限に年月日を表示しているものと、

年月までしか表示していない食品があるのにお気付きでしょうか。これは、製造日から賞味期限までの期間が3カ月を超える食品については、「年月日」を表示するところを「年月」で表示してもよいということが認められていることによります。

> **Q10-1：**製造業者等が消費期限又は賞味期限を設定する場合に実施しなければならない検査等は定められているのですか。
>
> **A10-1：**市場に出回る食品等は多岐にわたり、消費期限又は賞味期限の設定に必要な検査もそれぞれの品目ごとに多様であると考えられることから、品目横断的な設定ルールのようなものは定められていません。
>
> ただし、一般的には、消費期限を表示すべき食品等については、期限設定に際して一般細菌、大腸菌群、食中毒菌等の微生物試験が必要であると考えられます。
>
> また、食品衛生法において成分規格及び衛生指導基準等が定められている食品については、それら設定された検査項目のうち、保存期間中に変化する項目の検査も必要と考えられます。
>
> また、賞味期間の設定に関しては、微生物試験、理化学試験、官能検査等の客観的な項目（指標）に基づく必要があると思います。（食品期限表示の設定のためのガイドライン（平成17年2月25日付食安基発第0225001号基準審査課長通知、16消安第8982号表示・規格課長通知）参照）なお、食品の製造業者等が構成するいわゆる業界団体が作成した期限の設定に関するガイドライン等を参考にするのもよいでしょう。

Q15：消費期限又は賞味期限の表示方法はどのようなものですか。

A15：消費期限又は賞味期限の表示は、消費者に分かりやすいことを旨とし、次の例に示すように、一括表示の枠内に、消費期限又は賞味期限の事項名を記載した上で、「年」「月」「日」（又は「年」「月」）それぞれを、この順に並べて表示を行います。

ただし、一括表示の枠内に記載することが困難と認められる場合には、一括表示欄に「消費期限　この面の上部に記載」等、記載箇所を指定する方法で、年月日（又は年月）を指定箇所に単独で記載することができます。（「食品衛生法に基づく表示について」（平成21年9月17日消食表第8号消費者庁次長通知）別添1の2（2）、加工食品品質表示基準第4条第2項第7号）この場合、単に「枠外に記載」や「別途記載」ではなく、記載箇所を明示してください。

なお、表示は消費者等に見やすく理解しやすく記載するために、原則として、日本工業規格 Z8305（1962）に規定する8ポイント以上の活字を使用することが必要ですが、表示可能面積がおおむね 150cm^2 以下のものにあっては、日本工業規格に規定する5.5 ポイント以上の活字を使用することが認められています。

表示例：「消費期限　平成25年4月1日」「賞味期限　平成25年4月」
　　　　「消費期限　25．4．1」　　「賞味期限　25．4」
　　　　「消費期限　13．4．1」　　「賞味期限　13．4」

なお、数字の間の「．」を省略しても差し支えありませんが、この場合、読み間違えが起こらないよう、月又は日が1桁の場合は2桁目に「0」を付して表記（例：4月を示す「4」については、「04」とする）して下さい。

表示例:「消費期限　130401」「賞味期限　1304」
　また、ロット番号、工場記号、その他の記号を消費期限又は賞味期限の表示に併記する場合にあっては、例のように、消費期限又は賞味期限が明らかに分かるように記載することとし、消費期限又は賞味期限の表示について「040401」と年、月、日をそれぞれ2桁とする6桁での記載を行いつつ、ロット番号「A63」と併記するなどのように消費期限又は賞味期限を不明確にする表示は行わないように気を付けなければなりません。

　この、「年月」を正しく表示するには、ルールがあります。そのルールの基本的考えとなるのが、例えば「7月」と表示した場合、賞味期限は7月31日までの月末までが有効であることを示すことになります。このため、製造日から計算した賞味期限が7月31日（末日）までではなかった場合は、7月とは表示できず、前月の「6月」と表示しなくてはなりません。

　例えば、賞味期間が100日の食品を4月10日に製造すると、その賞味期限は7月18日となります。このときの表示は〇〇年7月とは表示せず、前月の〇〇年6月と表示することになります。

　次に、期限表示が付された食品を購入したときの保存方法については、その食品に記載されている保存方法に従って保存してください。開封した場合は、期限までの安全性や、品質の保持が保証されるものではありませんので、速やかに消費してください。なお、保存方法の表示がない食品については、常温での保存が可能となります。

　現在、流通で問題となっている賞味期限を基にして、いわゆる「1/3 ルール」というもの（図）がありますが、これにより納入期限、販売期限が設定されている実態があり、廃棄量等の増大につながっています。このルールの変更を真剣に考えるときにきていると思います。

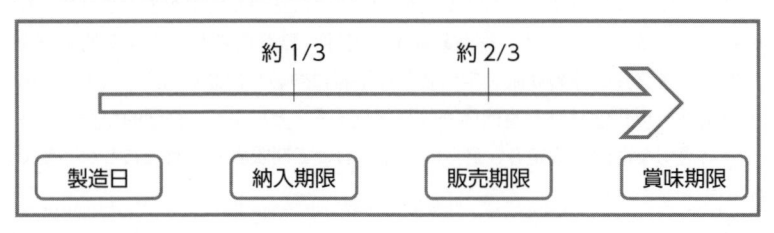

この1/3ルールについては法的な根拠はなく、あくまで商習慣の任意で行われています。このルールに従いますと、1年半18カ月）の賞味期限の製品は、製造日から6カ月を1日でも過ぎると量販店に納入はできず、工場へ返品され、返された製品は廃棄せざるを得ないことになります（まだ賞味期限は12カ月も残っているのに…）。
　このようなことから、まだ食べられるのに廃棄されてしまっている食品が膨大な量となっており、大きな問題となっています。

参考2：「消費期限」が意味するもの
　「消費期限」とは、定められた方法により保存した場合において、腐敗、変敗その他の、品質（状態）の劣化に伴い安全性を欠くこととなる恐れがないと認められる期限を示す年月日のことです。そして、開封前の状態で定められた方法により保存すれば食品衛生上の問題が生じないと認められているものです。このため、「消費期限」を過ぎた食品は食べないでください。
　消費期限が表示されている食品は、一般的に品質（状態）が急速に劣化する食品であり、弁当、調理パン、惣菜、生菓子類、食肉、生めん類などです。なお、この消費期限も賞味期限と同様に、容器包装を開封する前の状態で保存した場合の日付を表示することになっています。
　食品を購入した後、消費期限が過ぎてしまった場合どうすればよいかということについては、食品の劣化により、安全性を欠く可能性が高いので、食べないようにしましょう。
　弁当・惣菜などには、消費期限の他に時間が表示されています。これは、食品衛生法やJAS法においては消費期限の日付表示は義務付けられてはいません。しかし、品質（状態）の劣化が早い弁当類にあっては、年月日に加えて必要に応じて、「時間」まで記載することが推奨されています。なお、「弁当及びそうざいの衛生規範」では「弁当にあっては、調理時間まで記載すること」と規定されています。
　輸入食品の消費期限または賞味期限の表示を行うのは、輸入業者です。その場合、輸入時に原産国において我が国の法令に基づく期限が表示されていない輸入食品等については、輸入業者が、国外の製造業者が設定する期限等を基本に、当該食品等の期限設定に必要な情報について確認を行うとともに、微生物試験や理化学試験や官能検査等を実施することにより、科学的な根拠に基づいた適切な期限を設定し、自らの責任において期限表示を行うことが必要です。

また、輸入時にすでに我が国の法令に基づく期限表示がされている食品等についても、輸入業者が当該食品等に表示されている消費期限または賞味期限の表示の設定根拠等について国外の製造業者等から十分聴取し、把握しておく必要があります。

　なお、輸入食品については、必要に応じてその輸送保管上の特性も考慮して期限を設定する必要があることに留意してください。

　食品に表示された消費期限の設定が適切でなかった場合には、設定した製造業者等の表示義務者が、食品衛生法及びJAS法で責任を問われることになります（賞味期限も同様）。ですから、しっかりした設定基準を作成し、表示することが重要です。

　また、消費期限（賞味期限）の表示が、基準どおりの表示方法でなかった場合、印刷ミス等で期限表示が印刷されていなかった場合、あるいは印刷してあるものの判読できないような状態（印字が薄い等）のときには、当然、それを表示した表示義務者の責任となります。

　なお、食品衛生法では、表示基準に合致しない食品は、その食品の販売、営業上の使用が禁止されています。このことから、直接の表示義務者ではない場合であっても、表示基準の合致しない表示が付された食品を販売した業者にも責任が及ぶことがありますので、しっかりとしたミスのない製品の製造、流通、販売、納入が必須となります。

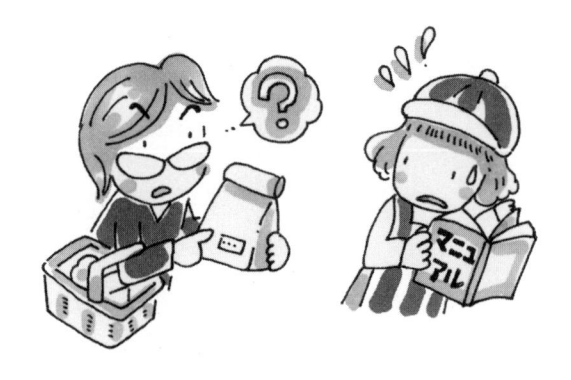

第 2 章

各食品の期限表示の設定方法
（基準）について

　第1章では、食品を購入した方が「安全性、美味しさ、そこから抱く安心」という期待の最重要の旗印として「製造年月日」を、平成7（1995）年4月からは「期限表示」へと法律を替え、さらにまた「期限表示」の1つである「賞味期限と品質保持期限」という同意の言葉を「賞味期限」一本に絞り込んだ、表示の歴史の大きな節目を見ていただきました。

　「安全性、美味しさ、そこから抱く安心」を食品購入者の方に正しく知っていただくための表示項目が「期限表示」に一本化されたことにより、「期限表示」が非常に重要な役目を担うことになった訳です。

　第2章では、「期限表示」を確認して食べておられるすべての方々の信頼を確保するために、どのようにして期限表示が付されているのかを見ていくことにいたします。

2.1　食品の期限表示の設定方法の基本

　「期限表示の設定は誰が行っているのか」という疑問については、第1章で紹介した消費者庁食品表示課が出している「加工食品の表示に関する共通Q＆A（第2集：消費期限又は賞味期限について（最終改正：平成23年4月））」のQ6で示されているように、食品の賞味期限、消費期限を設定しているのは行政ではありません。

そこで示されているように、消費期限、賞味期限の設定については、その食品等（原料、製造工程、保管状況等）を一番よく知っている者、すなわち製造業者、加工業者または販売業者が設定することになります（輸入食品等以外の食品等）。

また、輸入食品等にあっては輸入業者（以下、製造業者、加工業者、販売業者及び輸入業者を合わせて「製造業者等」という）が責任をもって期限表示を設定し、正確に表示する必要があります。

この設定については、その食品等の特性、品質変化の要因や原材料の衛生状態、製造・加工時の衛生管理の状態、容器包装の形態、保存状態等の諸要素を勘案して、科学的、合理的に行うこととしています。このため、その食品等を一番よく知っている者が設定することになります。

なお、消費期限または賞味期限の表示に限らず、食品等へのすべての表示は、これらの表示義務者として製造業者等が行います。従って、各製造業者等においては、設定する期限については当然のことながら、自ら責任を持っていること（責任を負うこと）を認識する必要があります。

期限表示の設定方法は、製造業者等において客観的な期限の設定のために、微生物検査、理化学検査及び官能検査等を含め、これまで商品の開発・営業等により蓄積した経験や知識等を有効に活用することにより、科学的・合理的な根拠に基づいて期限を設定する必要があります（第1章で示した「共通Q&A（10-1）」を参考にしてください）。

期限表示の設定方法に参考として使われているのは、厚生労働省と農林水産省が共同で平成17（2005）年2月に出した「食品期限表示の設定のためのガイドライン」です。各食品業界が自主的に作成されているガイドラインも、当該ガイドラインを基礎としています。

次に、「食品期限表示の設定のためのガイドライン」を見て参りましょう。

「食品期限表示の設定のためのガイドライン」平成17年2月

厚生労働省

農林水産省

1. 背景・目的

（1）食品の日付表示に関しては、平成7年4月から製造年月日等の表示に代えて、消費期限又は賞味期限（品質保持期限）の期限表示を行ってきている。また、平成15年7月には「食品衛生法」及び「農林物資の規格化及び品質表示の適正化に関する法律（JAS法）」に基づく表示基準を改正することにより、「賞味期限」と「品質保持期限」の2つの用語が「賞味期限」に統一されるとともに、「賞味期限」及び「消費期限」のいずれについても、それらの定義の統一が行われた。

（2）期限の設定については、厚生労働省（「期限表示の設定は、食品の特性等に応じて、微生物検査や理化学試験及び官能検査の結果等に基づき、科学的・合理的に行うものであること」等）及び農林水産省（「食品に表示される「賞味期限」等の期限は、その食品の品質保持に関する情報を把握する立場にあり、当該製品に責任を負う製造業者等が科学的、合理的根拠をもって適正に設定すべきものである」等）において示されているほか、一部の業界団体等において自主的にガイドライン等が作成されているところである。

しかし、食品全般に共通した期限表示の設定に関する科学的なガイドラインを示す必要性が指摘されてきた。

（3）このため、平成16年2月、厚生労働省と農林水産省が共同で設置した「食品期限表示の設定のためのガイドライン」策定検討会（食品衛生学、化学、微生物学の専門家、期限表示の設定経験を有する者（業界関係者）等から構成）において計5回の検討（平成16年3月〜16年11月）を行い、食品全般に共通する

客観的なガイドライン（案）を作成した。（構成員については別紙参照）

（4）当該ガイドライン（案）は、これまでの研究結果、業界団体等が作成した既存の自主基準やガイドライン、業界団体等へのヒアリング及び諸外国における期限表示の設定根拠等を基に、本検討会において検討した結果を取りまとめたものである。

（5）その後、「食品の表示に関する共同会議」（厚生労働省薬事・食品衛生審議会食品衛生分科会表示部会食品表示調査会及び農林水産省農林物資規格調査会表示小委員会の共同開催）において検討していただき、その結果を踏まえて、厚生労働省と農林水産省が共同でガイドラインとして取りまとめたものである。

（6）当ガイドライン自体が期限設定の際に役立つことはもとより、業界団体等が自主的に個別食品に係る期限設定のガイドライン等に作成する際の基礎となることを期待する。

2. 期限表示設定の基本的な考え方　①

（1）食品の特性に配慮した客観的な項目（指標）の設定

ア．期限表示が必要な食品は、生鮮食品から加工食品までのその対象が多岐にわたるため、個々の食品の特性に十分配慮した上で、食品の安全性や品質等を的確に評価するための客観的な項目（指標）に基づき、期限を設定する必要があります。

イ．客観的な項目（指標）とは、「理化学試験」、「微生物試験」等において数値化することが可能な項目（指標）のことです。

ただし、一般に主観的な項目（指標）と考えられる「官能検査」における「色」、「風味」等があっても、その項目（指標）が適切にコントロールされた条件下で、適切な被験者により的確な手法によって実施され数値化された場合は、主観の積み重ねである

「経験(値)」とは異なり客観的な項目とすることが可能と判断されます。

　ウ．これらの項目(指標)に基づいて設定する場合であっても、結果の信頼性と妥当性が確保される条件に基づいて実施されなければ、客観性は担保されません。

　エ．各々の試験及び項目(指標)の特性を知り、それらを総合的に判断し、期限設定を行わなければならない。

　オ．なお食品の特性として、例えば1年を超えるなど長期間に亘り品質が保持される食品については、品質が保持されなくなるまで試験(検査)を強いることは現実的でないことから、設定する期限内での品質が保持されていることを確認することにより、その範囲内であれば合理的な根拠とすることが可能であると考えられます。

2. 期限表示設定の基本的な考え方　②
(2) 食品の特性に応じた「安全係数」の設定

　ア．食品の特性に応じ、設定された期限に対して1未満の係数(安全係数)を掛けて、客観的な項目(指標)において得られた期限よりも短い期間を設定することが基本になります。なお、設定された期間については、時間単位で設定することも可能であると考えられることから、結果として安全係数を掛ける前に期限が同一日になることもあります。

　イ．例えば、品質が急速に劣化しやすい「消費期限」を表示する食品については、特性の一つとして品質が急速に劣化しやすいことを考慮し期限が設定されるべきです。

　ウ．また、個々の包装単位まで検査を実施すること等については、現実的に困難な状況が設定されることから、そういった観点

からも「安全係数」を考慮した期限を設定することが現実的であると考えられます。

(3) 特性が類似している食品に関する期限の設定

本来、個々の食品毎に試験・検査を行い、科学的・合理的に期限を設定するべきですが、商品アイテムが膨大であること、商品サイクルが早いといった食品を取り巻く現状を考慮すると、個々の食品毎に試験・検査をすることは現実的でないと考えられます。食品の特性等を十分に考慮した上で、その特性が類似している試験・検査結果等を参考にすることにより、期限を設定することも可能であると考えられます。

(4) 情報の提供

期限表示を行う製造者等は、期限設定の設定根拠に関する資料等を整備・保管し、消費者等から求められた時には情報提供するように努めるべきです。

2. 期限表示設定の基本的な考え方 ③

(参考1) 代表的な試験について

【理化学試験について】

食品の製造日からの品質劣化を理化学的分析法により評価するものです。食品の特性に応じて各食品の性状を反映する指標を選択し、その指標を測定することにより、賞味期限の設定を判断するものです。

一般的な指標としては、「粘度」、「濁度」、「比重」、「過酸化物価」、「酸化」、「pH」、「酸度」、「栄養成分」、「糖度」等が挙げられる。これらの指標は客観的な指標(数値)として表現することが可能であり、食品の特性に応じて、合理的・科学的な根拠として有用となると捉えられる。

これらの指標を利用して製造日の測定値と製造日以後の数値とを比較検討することで、普遍的に品質劣化を判断することが可能となります。

【微生物検査について】

　食品の製造日からの品質劣化を微生物学的に評価するものです。その際、食品の種類、製造方法、また、温度、時間、包装などの保存条件に応じて、効果的な評価の期待出来る微生物学的指標を選択する必要があります。

　一般的指標としては「一般生菌数」、「大腸菌群数」、「大腸菌数」、「低温細菌残存の有無」、「芽胞菌の残存の有無」等が挙げられます。これらの指標は客観的な指標（数値）として表現されることが可能であり、合理的・科学的な根拠として有用であると捉えられます。しかしながら、この場合には食品の種類等により許容可能な数値は異なることを考慮する必要があります。

【官能検査】

　食品の性質を人間の視覚・味覚・臭覚などの感覚を通して、それぞれの手法にのっとった一定の条件下で評価するものです。測定機器を利用した試験と比べて、誤差が生じる可能性が高く、また、結果の再現性も体調、時間帯などの多くの要因により影響を受けます。しかし、指標に対して適当な機器測定法が開発されていない場合や、測定機器よりも人間の方が感度が高い場合等に、有効利用されています。得られたデータの信頼性と妥当性を高くするためには、適切にコントロールされた条件下で、適切な被験者による的確な手法により実施され、統計学的手法を用いた解析により結果を導くように留意しなければなりません。

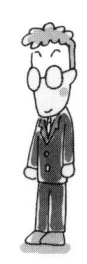

> **「食品期限表示の設定のためのガイドライン」の**
> **策定検討会構成委員名簿（◎座長）**
>
> 1. 米谷　民雄 氏　国立医薬品食品衛生研究所 食品部長◎
> 2. 山本　茂貴 氏　国立医薬品食品衛生研究所 食品衛生管理部長
> 3. 穐山　浩 氏　国立医薬品食品衛生研究所 食品部第三室長
> 4. 工藤由起子 氏　国立医薬品食品衛生研究所 微生物生物部主任研究官
> 5. 堀口　逸子 氏　順天堂大学医学部 公衆衛生学講座助手
> 6. 門馬　裕 氏　（財）食品産業センター 企画調査部長
> 7. 大木　晃夫 氏　（独）農林水産消費技術センター 表示指導課長

消費期限・賞味期限の用語の確認

用　語	定　義
消費期限	定められた方法により保存した場合において、腐敗、変敗その他の品質の劣化に伴い安全性を欠くこととなるおそれがないと認められる期限を示す年月日をいう。
賞味期限	定められた方法により保存した場合において、期待されるすべての品質の保持が十分可能であると認められる期限を示す年月日をいう。ただし、当該期限を超えた場合であっても、これらの品質が保持されていることがあるものとする。

2.2　自社製品の期限表示設定の実施方法

　先に記載した「食品期限表示の設定のためのガイドライン（以下「設定ガイドライン」という）に従って、自社製品の期限を設定する場合に考慮すべきことを紹介します。
　まず、考えるべき設定ガイドラインは次のとおりです。
① 食品の特性に配慮した客観的な項目（指標）を設定する。
② 食品の特性に応じた「安全係数」の設定。
③ 特性が類似している食品に関する期限の設定。
④ 情報の提供。
「客観的な指標」とは「理化学試験」や「微生物試験」などのような、数値化が可能な指標をいいます。
　これらの設定に関しては「科学的・合理的根拠」をもって適正に設定することが要求されています。
　期限表示の設定のための客観的な指標としての代表的な試験項目は、次のようなものです。
① 理化学試験（化学的試験、物理的試験）
　　　例：化学的試験
　　　水分、水分活性（Aw）、pH、酸価（AV）、過酸化物価（POV）、揮発性塩基態窒素（VBN）、酸度、糖度、アルコール等
　　　各食品の特性に応じて、自社食品の性状を反映する指標を選びます。
　　　例：物理的試験
　　　色、吸光度、濁度、粘度、溶解性、硬さ等の物性、写真撮影等
　　　各食品の特性に応じて、自社食品の性状を反映する指標を選びます。
② 微生物試験
　　　例：一般生菌数、大腸菌群、大腸菌、黄色ブドウ球菌、耐熱性芽胞菌数、カビ数、酵母数等
　　　食品の種類等により許容可能な数値は異なります。

③ 官能検査

例：絶対評価、対象品との比較評価、視覚（色、外観、形状、カビ、酵母）、触覚（触感）、味覚（味、風味、酸味）、臭覚（香り、臭い）
適切にコントロールされた条件下で、適切な被験者（評価者）による的確な手法（設定された評価基準）により実施され、統計学的手法を用いた解析により結果を導く。ここまで行うと、客観的な指標として扱うことが可能になります。

自社製品の「客観的な指標を決定」のためには「特性把握」が重要であり、特性の例としては以下のものが考えられます。

① 使用している原材料の種類（塩分、糖分、油の使用の有無等）
② 製造方法について（焼く、蒸す、煮る等の加熱、塩漬け、砂糖漬け、乾燥など）
③ 包装形態（缶、アルミ蒸着プラスチック、透明プラスチックなどの包装資材、密封性の程度）
④ 殺菌方法（加熱加圧殺菌、加熱殺菌、未加熱等）
⑤ 保存性を高める要素（乾燥剤、脱乾燥剤、アルコール製剤、保存料の添加等）

以上の特性は、食品の変化に関係します。

では、ここで食品の変化に関係する特性について、(財)日本食品分析センターの資料から具体的にいくつかご紹介しましょう。

〈資　料〉

((財)日本食品分析センター資料参照)

【1. 微生物による腐敗】

微生物（細菌、湿度、光等）により食品が腐敗します。腐敗が生じた場合、通常は味や匂いが変化します。一般細菌数、耐熱性芽胞菌数などの試験や、腐敗の結果として増加する揮発性塩基窒素、酢酸、乳酸、酪酸などがその指標となります。ほぼすべての食品で腐敗する可能性があります。

なお、主にタンパク質の分解により異臭を伴う劣化により可食性を失うことを腐敗（putrefaction）、脂肪や炭水化物が分離されて風味が損なわれる場合を変敗（deterioration）といいますが、両者を区別することは極めて難しいため、一般的には食品が微生物の作用で劣化し、可食性を失う現象を腐敗といいます（英語ではこのような現象を spoilage といいます）。

【2. 微生物による有害成分の生成】

味や匂いに変化のないまま、有害な成分が生成することもあります。細菌類がアミノ酸を分解して産生する不揮発性のアミン類（ヒスタミン、カダベリン、プトレッシン、チラミン等）、カビが産生するマイコトキシン類（アフラトキシン、オクラトキシン、パツリン、フモニシン等）が考えられます。動物性のタンパク質や穀物を原材料としている場合、これらの成分が生成される可能性があります。

【3. 油の酸化による酸敗】

油が酸化されると遊離脂肪酸やヒドロペルオキシドが増加します。これに伴って匂いや色が変化します（油焼け）。酸化が進んだ食品を食べると下痢を起こすので、食用には適さなくなります。また、匂いや味も悪くなると感じる人が多く、色も変わることから品質が低下します。酸価と過酸化物価が指標となります。食用油脂を使用・製造する場合などが該当します。

また、油脂性食品は長期間に亘って保存しておくと、空気中の酸素、湿気、熱、光、金属イオン、微生物あるいは酵素などの作用によって、不快な匂いを発し、味が劣化して商品価値を下げます。

【4. 食中毒菌の増加】

食中毒菌が食品中で増殖する危険もあります。有名な食中毒菌の例としては、サルモネラ、カンピロバクター、腸炎ビブリオ、黄色ブドウ球菌、病原性大腸菌（下痢原性大腸菌）、セレウス菌、

ウエルシュ菌、ボツリヌス菌等が知られています。これらは、製品に検出された場合、食品として流通が禁止される場合（規格基準で設定）もあります。原材料や製造工程での汚染、殺菌条件や、包装条件（酸素の有無）等により、これらの菌が増殖する可能性があります。

【5. 発酵の進みすぎ】
　未加熱の発酵食品に限られます。発酵が進みすぎると、納豆ではアミノ酸の一種のチロシンが析出して、納豆表面が白くなり、舌にザラザラとした触感を与えます。ナチュラルチーズやキムチなども適切な食べ頃があり、それを過ぎると味が落ちます。ただし、その味の感じ方は、個人の嗜好に関わるところもあります。

【6. 自己消化】
　生物は細胞内に自己消化する酵素を持っています。生物が死ぬとそれから酵素が働き出します。塩辛等はこれらを利用しています。
　しかし、自己消化が進みすぎると食品としては不適当になります。例えば、果物を放置すると、加熟状態になり食用には適さなくなります。なお、加熱された食品では酵素が失活しているので問題になりません。

【7. 乾燥・吸湿等による物性の変化】
　餅を放置すると乾燥して固くなります。飴を放置すると水分を吸湿してべとべとになります。この様に水分の含量に変化があると物性が変化します。包装状態（乾燥剤の有無）等が関わります。

【8. 揮発性物質の揮散による匂いの変化】
　匂いのある物質は揮発性です。従って、放置すれば揮散して匂いに変化が生じます。また、匂いのない揮発性物質もあります。
　例えば、エタノールにはあまり匂いはありませんが揮発性です。プラスチック容器に入れ密封した場合、揮発性物質が透過する場合があります。包装容器や原材料（匂いの強い原材料の使用）な

どが関係します。

【9. 光による退色】

動植物の色素は光に弱く分解しやすいものです。遮光されていない容器に入っている場合、色が落ちます。包装容器（遮光性の有無）などが関係します。

【10. アミノ・カルボニル反応による褐変、匂い、成分の変化】

アミノ酸やタンパク質のようなアミノ基を持った物質と糖のようなカルボニル化合物は反応して褐変を起こします。このとき色の変化の他、匂いや成分の変化も生じます。使用する原材料、保存方法・包装容器（温度や遮光性など）により、反応が生じます。

【11. その他の要因による変化】

でんぷんの老化（パンが固くなる等）、成分の結晶化、容器包装から溶出（容器包装の匂いが食品に付く等）、溶出成分と食品成分との反応、食品成分どうしの反応などが考えられます。このような反応は保存試験をしてみなければわかりません。

次に、自社食品の特性に応じた「安全係数」の設定について考えてみます。

安全係数の設定については、下記のように「加工食品の表示に関する共通Q&A（第2集：消費期限又は賞味期限について）」に書かれていますので見ていきましょう。

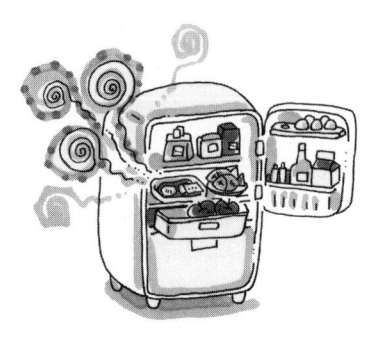

> Q12：加工食品に賞味期限を設定する場合、安全係数についてはどう設定すればいいのでしょうか。
>
> A12：客観的な項目（指標）に基づいて得られた期限に対して、一定の安全を見て、食品の特性に応じ、1未満の係数（安全係数）を掛けて期間を設定することが基本です。
>
> なお、安全係数は、個々の商品の品質のばらつきや商品の付帯環境などを勘案して設定することが望ましいと考えます。
>
> また、食品ロスを削減する観点からも、過度に低い安全係数を設定することは望ましくないものと考えます。過度に低い安全係数で期限を設定した後、在庫を解消するために、期限の貼り替えを行い、消費者に誤解を与えた事例もあることから、適切な安全係数を設定することが重要です。

このように、一定の安全を見て、食品の特性に応じ、1未満の係数（安全係数）を掛けて期間を設定することが基本となっています。安全係数は一般に「0.8」程度が考えられています。また、食品ロスを削減する観点からも「過度に低い安全係数を設定することは望ましくないものと考える」としています。このことは、現在の商習慣への警鐘ともとれる内容が含まれていると思います。

次に、保存試験の設計の考え方について見て参りましょう。

まず、製品保存に影響を与える以下の項目について、具体的に絞り込むことが必要です。

① 保存温度条件（保管条件を決定する）
　流通の販売時の取り扱い、食品特性を考慮して、保存温度を決定する。
　（10℃、25℃、30℃、その他）
② 保存期限を設定する。（保存試験の実施期間を設定する。想定する期

限の 1.3 〜 2 倍の期間を考える)
③ 製造工程の殺菌条件等を把握する。
④ 販売形態を把握する。
⑤ 使用原材料を確認する。

実施検査項目の設定は、以下の表のとおりです。

微生物検査項目

微生物検査項目	検査目的
1. 一般細菌数(生菌数)	環境衛生管理上の汚染指標菌、食品の品質を評価する衛生指標菌
3. 黄色ブドウ球菌	耐熱性毒素(エンテロトキシン)を産生する食中毒菌、人の手指・鼻・髪の毛などにも存在(人の常在菌)
4. 大腸菌(E.coli)	糞便汚染の指標菌、人や動物の腸管内に存在
5. カビ・酵母(真菌)	製造・保管環境の確認
6. セレウス菌	自然環境に広く存在、熱や乾燥に対して非常に強い(芽胞形成菌)
7. 腸炎ビブリオ	魚介類から高率に検出される食中毒菌、増殖速度が速いので注意が必要
8. サルモネラ菌	鶏肉、食肉、乳製品等から高率に検出される食中毒菌
9. 好気性芽胞形成菌	耐熱生菌の確認(酸素がある状態で生育しうる耐熱菌)
10. 嫌気性芽胞形成菌	耐熱生菌の確認(酸素がない状態で生育しうる耐熱菌)

理化学検査項目

理化学検査項目	検査目的
1. 水分活性	食品中の微生物が増殖に際して利用できる水分、即ち、食品中の自由水の割合を示す指標であり、微生物の増殖のしやすさの目安となる。
2. 水　分	吸湿の度合いを示す指標である。
3. pH	品質劣化の指標、腐敗が進むと生成されるアンモニアによりpHはアルカリ側に移行、微生物の育成条件に影響を与える。又、腐敗により酸が生じる場合、pHは酸性側に移行する。
4. 酸　価	油脂の酸敗により生じる脂肪酸を測定する方法であり、油脂の劣化を示す指標である。
5. 過酸化物価	油脂の酸化の初期に生成する過酸化物を測定する方法であり、油脂の劣化を示す指標である。
6. 揮発性塩基窒素（VBN）	魚介類、畜肉などのタンパク質性食品では、食品の変質による鮮度の低下により、アンモニア、アミン類などの揮発性塩基窒素を生成するため、鮮度判定の指標とされる。
7. 酸　度	品質劣化の指標であり、生成する酸を測定する方法である。緩衝作用を有する食品の場合、必ずしもpHの低下と一致しない。
8. 沈殿、混濁物	清涼飲料水、又は粉末清涼飲料水の成分規格において、沈殿、混濁物の基準（基準：混濁及び沈殿物を認めない）が設定されており、賞味期限設定の目安となる。
9. ビタミン類	栄養成分表示を行う場合、賞味期限内は、表示した成分の、その表示含量が含まれている必要があります。栄養成分中、安定性の悪いビタミンは、含量を確認しておく必要がある。
10. 色度（色差）	経時的に変色、退色する食品等において、色の変化を示す指標の1つである。
11. ゲル強度	水産練り製品、食肉加工品等において、食感に影響する評価項目の1つである。
12. 粘　度	経時的に粘度が変化する食品において、粘性の変化を示す指標の1つである。粘度は流動性、食感等に影響し、嚥下障害食等においては、重要な指標となる。
13. 臭気（香気）	官能検査において得られた結果の差の原因となる物質の推定、或いは、官能検査の結果に対して、その結果を裏付けるデータを付加することができる。

〈官能検査項目〉

　賞味期限等の設定は、商品価値の有無を官能検査により判定することも必要です。色沢、味、香り、食感など五感により標準品と比較しながら客観的に評価します。評価に当たっては、訓練されたパネラーが複数で行います。

　保存試験の実施の考え方については、次のとおりです。
① 温度：製品の保管条件の最高値程度に設定（10℃以下の場合は、10℃で実施）
② 期間：想定期間の1.3〜2倍程度（1カ月の想定では、1.3〜2カ月）
③ 項目：微生物検査、理化学検査、官能検査で有意義と考えられる項目を選択する。
④ 試験回数：期間中の実施回数を検討する。
※消費期限については、毎日実施。賞味期限については、想定される期限に合わせて適時実施する。

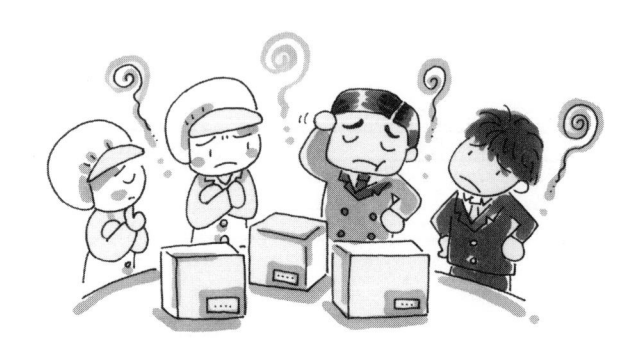

参考1

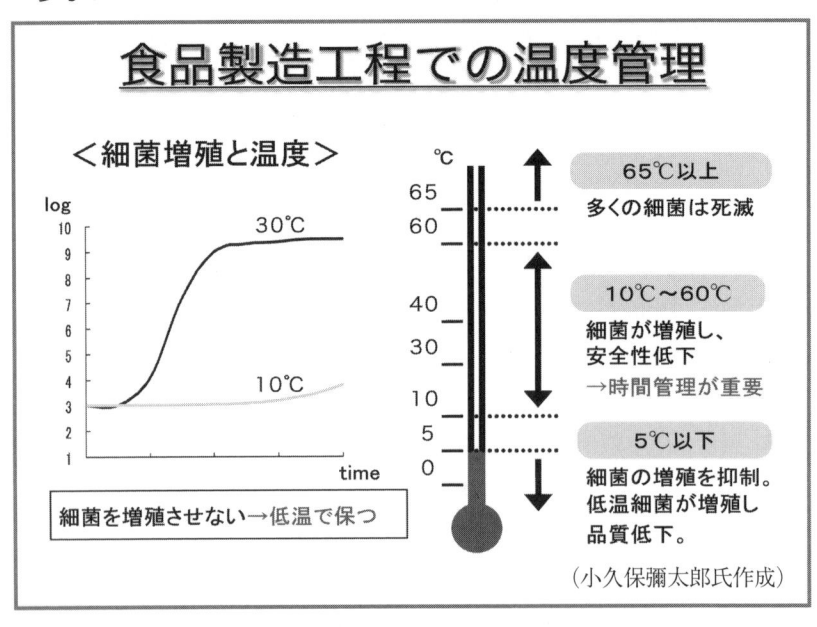

食品製造工程での温度管理

＜細菌増殖と温度＞

（細菌増殖のグラフ：30℃では急速に増殖、10℃ではほとんど増殖しない）

細菌を増殖させない→低温で保つ

- **65℃以上**：多くの細菌は死滅
- **10℃〜60℃**：細菌が増殖し、安全性低下 →時間管理が重要
- **5℃以下**：細菌の増殖を抑制。低温細菌が増殖し品質低下。

（小久保彌太郎氏作成）

参考2

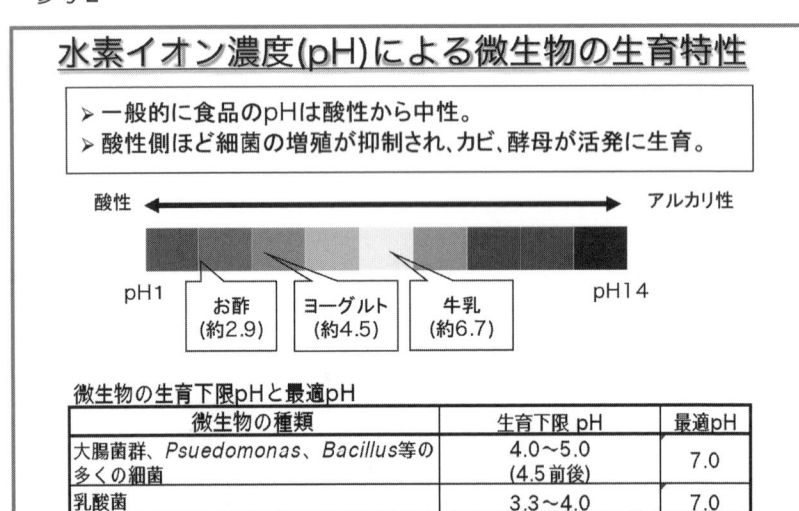

水素イオン濃度(pH)による微生物の生育特性

- 一般的に食品のpHは酸性から中性。
- 酸性側ほど細菌の増殖が抑制され、カビ、酵母が活発に生育。

酸性 ←―――――――――→ アルカリ性

pH1　　　　　　　　　　　　　　　　pH14

- お酢（約2.9）
- ヨーグルト（約4.5）
- 牛乳（約6.7）

微生物の生育下限pHと最適pH

微生物の種類	生育下限 pH	最適pH
大腸菌群、*Psuedomonas*、*Bacillus*等の多くの細菌	4.0〜5.0（4.5前後）	7.0
乳酸菌	3.3〜4.0	7.0
カビ、酵母	1.6〜3.2（2.0前後）	6.0

（小久保彌太郎氏作成）

参考3

一般細菌数（生菌数）について（食品全般）

1. 規格・基準の設定がある食品は、期限内に基準に適合しなければなりません。しかし、規格・基準が設定されていない食品は次の数値が「目安」となります。

一般細菌数（生菌数）	適用
1×10^5/g 以下	加工食品（加熱食品）
1×10^6/g 以下	加工食品（非加熱食品）
1×10^7/g 以下	初期腐敗※
1×10^8/g 以下	腐敗※

※官能的な異常が発生します。(膨張、変色、混濁、異臭、軟化、糸引き、異臭、異味等)

参考4

大腸菌群の説明

1. 代表的な衛生指標菌です。加工食品（加熱食品）から大腸菌群が検出された場合は、加熱処理が不十分か、加熱後の二次汚染などの製品の取り扱いの悪さ（工場内環境、人の衛生管理不足）を示しています。

2. また、未加熱食品では、しばしば大腸菌群が検出されることから、大腸菌群の「存在の有無」よりはむしろ「菌数の多少」が問題となります。定量的試験であり「大腸菌群数」というのがふさわしい。

3. 保存に伴い菌数の増加が認められた場合には、「腸管系病原

菌（サルモネラ、赤痢菌等）」も増殖している可能性があることになる。

参考5

カビの説明
1. 大半の細菌が増殖困難な条件（水分活性 0.87 未満、pH4.0 未満）でも、カビ・酵母等の真菌類（Fungi）には増殖可能な菌群が多く存在します。
2. 水分活性の低い食品（乾燥食品、高糖度食品、塩蔵食品等）や酸性食品でカビ・酵母の増殖が問題になる場合があります。
3. 水分活性 0.6 未満で発育しません。
4. カビは長い菌糸体と有色の胞子を形成して増殖するので、食品中で増殖すると肉眼的に発見されやすく、商品クレームの原因となりやすい。

参考6

酵母の説明
1. 乳酸菌と同様に代表的な発酵菌であり、腐敗原因菌でもあります。
2. カビと同様に水分活性、pH の低い環境に耐えます。酸性で塩分又は糖分の高い食品（果実、ジャム、漬物、菓子、ドレッシング等）では、腐敗の原因菌となりやすい。
3. 酵母数の基準としては、唯一「漬物の衛生規範」において「容器包装に充填後加熱殺菌したもの（漬物）にあっては、酵母は検体 1 g につき 1,000 個以下であること」と規定されています（なお、カビは陰性となっています）

参考7

食品衛生法で規定されている規格基準

それぞれ、定められた方法で検査した場合の規格基準

品目	適用
1. 牛乳	細菌数5万/mL以下）・大腸菌群（陰性）
2. 特別牛乳	細菌数（3万/mL以下）・大腸菌群（陰性）
3. アイスクリーム	細菌数（10万/mL以下）・大腸菌群（陰性）
4. 氷菓	細菌数（1万/mL以下）・大腸菌群（陰性）
5. 清涼飲料水	大腸菌群（陰性）、ミネラルウオーター類は別の試験項目
6. 粉末清涼飲料水	細菌数（3,000/g以下）・大腸菌群（陰性）
7. 食鳥卵（鶏の液卵）	・未殺菌：細菌数（100万/g以下） ・殺菌：サルモネラ（陰性）
8. 鯨肉製品	大腸菌群（陰性）
9. ゆでだこ、ゆでがにを冷凍したもの	腸炎ビブリオ（陰性）（冷凍も同じ）細菌数（100万/g以下）・大腸菌群（陰性）
10. 生食用鮮魚介類	腸炎ビブリオ最確数（100/g以下）
11. 生食用かき、むき身のもの	細菌数（5万/g以下）・E.coli最確数（230/100g以下） 腸炎ビブリオ最確数（100/g以下）
12. 魚肉ねり製品	大腸菌群（陰性）

参考8

食品衛生法で規定されている規格基準

それぞれ、定められた方法で検査した場合の規格基準

品　　目	適　　用
冷凍食品	
1. 生食用冷凍鮮魚介類	細菌数（10万/g以下）・大腸菌群（陰性） 腸炎ビブリオ最確数（100/g以下）
2. 無加熱摂取	細菌数（10万/g以下）・大腸菌群（陰性）
3. 加熱後摂取（凍結直前加熱）	細菌数（10万/g以下）・大腸菌群（陰性）
4. 加熱後摂取（凍結直前加熱以外）	細菌数（300万/g以下）・E.coli（陰性）
食肉製品	
1. 乾燥	E.coli（陰性）
2. 非加熱	E.coli最確数（100/g以下） 黄色ブドウ球菌（1,000/g以下） サルモネラ属菌（陰性）
3. 特定加熱食品	E.coli最確数（100/g以下） 黄色ブドウ球菌（1,000/g以下） サルモネラ属菌（陰性） クロストリジウム属菌（1,000/g以下）
4. 加熱（包装後殺菌）	大腸菌群（陰性） クロストリジウム属菌（1,000/g以下）
5. 加熱（殺菌後包装）	E.coli（陰性） 黄色ブドウ球菌（1,000/g以下） サルモネラ属菌（陰性）

参考9

衛生規範で規定されている規格基準

それぞれ、定められた方法で検査した場合の規格基準

品　　目	適　　用
弁当及び惣菜	
1. 加熱処理	細菌数（10万／g以下）・E.coli（陰性） 黄色ブドウ球菌（陰性）
2. 未加熱処理	細菌数（100万／g以下）
漬　　物	カビ及び産膜酵母は発生していないこと。
1. 包装後加熱殺菌 2. 一夜漬（浅漬け）	カビ・酵母（1,000／g以下） 大腸菌（陰性） 腸炎ビブリオ（陰性）
洋生菓子	細菌数（10万／g以下） 黄色ブドウ球菌（陰性） 大腸菌群（陰性）
生めん類	
1. 生めん	細菌数（300万／g以下） E.coli（陰性） 黄色ブドウ球菌（陰性）
2. ゆでめん	細菌数（10万／g以下） 黄色ブドウ球菌（陰性） 大腸菌群（陰性）
3. 具等 　①加熱処理	細菌数（10万／g以下） 黄色ブドウ球菌（陰性） E.coli（陰性）
②未加熱処理	細菌数（300万／g以下）

2.3 主な品目毎の期限表示の設定方法（抜粋）

ここからは、業界で出されている主な食品の品目毎の期限表示の設定方法を抜粋して示します。

〈菓子類〉

> 菓子類の期限表示設定のためのガイドライン
> 　　　　　　（平成17年5月19日：全日本菓子協会）
> 【目的】
> ①　厚生労働省及び農林水産省は、「食品の表示に関する共同会議」の検討を経て、平成17年2月に食品全般に共通した期限表示の設定に関する客観的なガイドラインとして「食品期限表示の設定のためのガイドライン」を策定しました。
> ②　本ガイドラインにおいては、食品の安全性や品質等を的確に評価するため「理化学試験」「微生物試験」「官能検査」といった客観的な指標に基づいて期限を表現することを柱として、食品製造企業が期限設定の際に役立てるとともに、業界団体等が自主的に個別食品に係る期限設定のガイドライン等を作成する際の基礎とする事を期待するとされています。
> ③　そこで、当協会においては、本ガイドラインを踏まえて、菓子類の特性や会の産業構造に即して、菓子類に消費期限及び賞味期限を設定する際の基本的な考え方を整理した「菓子類の期限表示設定のためのガイドライン」を策定することとし、今後、各菓子団体がガイドラインを作成する際や会員企業が期限設定する際の参考に資することとします。

【客観的な項目（指標）の設定】
① 設定の考え方

　客観的な項目（指標）としては、「理化学試験」「微生物試験」及び「官能検査」がありますが、どの試験を活用して期限を設定するかは、次のような菓子類の特性や菓子の産業構造に即して、菓子の種類ごとにその必要性、実行可能性等に配慮して設定することが必要になります。ア．菓子類は、大きなカテゴリーを見ても、飴菓子、チョコレート、チューインガム、小麦粉せんべい、ビスケット類、米菓、和生菓子、洋生菓子、スナック菓子、油菓子、その他の豆菓子・甘納豆・銘菓・おこし・砂糖漬け菓子等多種類に分類され、さらにそれぞれのカテゴリー内においても、多種、多様な製品があり、原材料及びこれによる水分、油脂分等の組成、製造方法、容器包装の種類、形態等も大きく異なります。

イ．企業構造としても、家族労働力を中心とする小零細企業から研究機関を有する大企業まで様々な規模があり、また、その販売、流通形態も自ら製造して販売するものから卸、小売を経由する流通菓子にいたるまであります。

② 理化学試験を設定する場合

　菓子類の品質劣化を理化学的分析法によって評価するもので、原材料に油脂類を使用するもの、又は油で揚げた菓子等油脂分が高いものについては過酸化物価（POV）、酸価（AV）、水分含有率が高い菓子については水分活性（Aw）、またビタミン等の栄養補給をねらいとする菓子については栄養成分含有量等それぞれの菓子特性に応じて試験項目を選択することとします。

③ 微生物試験を設定する場合

　菓子類の品質劣化を微生物学的分析法によって評価するもので、水分含有率が高い菓子については、一般生菌数、大腸

菌数等お菓子の特性に応じて試験項目を設定します。
④ 官能検査を設定する場合

　菓子類の性状、品質を人間の視覚、味覚、臭覚等の感覚を通して評価するものです。

　指標としては、外観（色、光沢、型崩れ、離水、離油、結晶析出等）、食感（口当たり、口解け、嚥下の状況等）、食味（香り、味、旨み等）が挙げられます。

　菓子類については、品質の劣化の状況がかなり高い確度で外観、食感、食味に現れるという特性から、伝統的に職人の永年の経験をもとに官能によって品質の変化を把握してきたという経験がありますが、一方で、誤差が生じる可能性や主観に陥りやすいという面もあります。

　従って、官能試験は、得られたデータの信頼性と妥当性を高くするため、適切にコントロールされた条件下で適切な試験者（パネラー）による的確な方法によって実施される必要があります。

　このため、外観、食感、食味等のそれぞれについて菓子類の特性に合わせて細項目を定め、その見方を決めて統一しておきます。品質評価の基準については、試験項目ごとに５段階評価等の基準を予め定めておき、客観的な数値で表せるようにします。判定方法については、品質評価基準のどの評価で試験に基づく期限とするのか、また、複数の者の評価が異なった場合の取扱い等予め判定の仕方を決めておきます。

【試験の前提となる容器包装、保存方法等の条件】

　菓子類の品質劣化の進み具合は、包装の材質、状態や保存方法によって大きく左右されます。試験に当たっては、菓子類が製造され、流通、販売される状態の包装を維持し、温度等の保存方法については、その商品の表示などに定められた状態を維持します。特に保存方法の定めがない場合には、消費者において保存す

るであろう状態を想定して保存するものとします。

【特性が類似しているビスケット類の期限設定】

　菓子類は商品アイテムが膨大で、商品サイクルの早いものが多いという特徴がありますが、一方で、品質特性が類似している商品も多く、品質劣化に関する特性に至っては全く同じといえるものも少なくないことが知られています。

　期限表示のための試験は、本来全てのアイテムについて実施することが望ましいのですが、このように特性が類似している菓子類については、類似した菓子類の期限を採用することができます。

【試験実施者及び試験体制】

　菓子類の試験に当たっては、複数の者で結果を検証できるような体制を整備した上で、責任者を決めておくこととします。特に官能検査の実施に当たっては、十分な評価能力を備えた複数の被験者で試験を実施し、その結果について十分検討を行い、客観的なものとなるよう努めるものとします。

【期限表示の設定】

　菓子類の種類毎に期限を設定する場合には、試験によって得られた期限を基準として、その菓子の保管日数、流通段階の滞留日数、消費者段階での保存状況等を勘案して余裕のある期限設定を行うものとします。菓子類の特性や製造、流通、販売の状況から一定の係数（安全）をかけて期限設定できるものについてはこれを基本とします。

【データの整備、保管】

　期限設定の根拠となる試験結果データについては、整備した上で、少なくとも表示期限を超えた一定期間まで保管することとし、消費者等から求められたときには、いつでも開示できるようにしておくこととします。

〈弁当・惣菜〉

　弁当・惣菜の期限設定の考え方は商品によって異なり、決められた方法はありませんが、できる限り客観的な数値による指標を使って、期限設定の根拠を作る必要があります。次のような根拠設定方法を参考にして作成します。

【一般的な根拠設定の方法】
1. 微生物試験…食品の種類、製造方法、温度や包装などの保存条件に応じて試験結果を整える。
　《指標の例》
　・卵焼・フライ等加熱処理したもの…一般生菌数 10 万個以下（食品 1g 中）（弁当及びそうざいの衛生規範より）
2. 官能検査…視覚、味覚、臭覚などの感覚を通して評価した結果を整える。
《指標の例》製造日（出荷日）後のその製品の硬さ、色、味、臭い、カビの発生などの変化に関するデータを整える。
《評価方法の例》標準品と比較して、色や硬さはどうか、味は落ちていないかなどを評価して、期限設定の基礎資料として利用する。
　（例）製造直後の製品を標準品として、その後の変化を次の5段階で評価する。
　・5：標準品と同様。
　・4：標準品よりやや劣る。
　・3：標準品より劣るが製品として必要な品質は保たれている。
　・2：標準品よりかなり劣り、製品として不向き。
　・1：標準品より著しく劣り、製品としての品質が失われている。
　複数の者により評価し、点数化して期限の資料とする。
※1、2に加えてこれまでの商品開発、営業等で蓄積した経験

や知識によるものを数値化することにより、客観的な資料として活用することができます。

参考までに、期限表示に関係する「弁当・そうざいの衛生規範」の一部を示します。

【（一社）日本惣菜協会での「惣菜」の定義は次のとおり決められています。】
「惣菜とは、そのまま食事として食べられる状態に調理されて販売されているもので家庭、職場、屋外などに持ち帰って、調理加熱されることなく食べられる、比較的消費期限の短い調理済食品をいう。ただし、容器包装後低温殺菌処理され、冷蔵にて1ヶ月程度の日持ちする調理済包装食品も含む。（調理済冷凍食品、レトルト食品（包装後加熱調理殺菌食品を含む）など比較的保存性の高い食品は含まれない）」

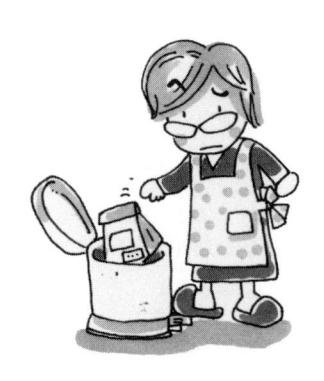

【「弁当・そうざいの衛生規範」での分類】

「弁当・そうざいの衛生規範」は罰則規程があるものではありませんが、惣菜や弁当を製造していくための良き指針となっています。

主に日本料理を想定した分類・定義になっています。

分類	定義
弁当	主食又は主食と副食を容器包装又は器具につめ、そのままで摂取できるようにした物で、次に掲げるものをいう。 幕の内弁当や〇〇弁当、おにぎり、釜飯、いなり寿司、その他これに類する形態のもの及び駅弁、仕出し弁当等
そうざい	通常副食物として供される食品であって、次に掲げるものをいう。 ①煮物：煮しめ、甘露煮、湯煮、うま煮、煮豆等 ②焼き物：炒め物、串焼き、網焼き、ホイル焼き、かば焼き等 ③揚げ物：唐揚げ、天ぷら、フライ等 ④蒸し物：シューマイ、茶碗蒸し等 ⑤和え物：胡麻和え、サラダ等 ⑥酢の物：酢れんこん、たこの酢の物等

【「惣菜白書」(一社)日本惣菜協会での惣菜類の分類・定義】

分類	定義
1. 焼き物	焼き魚、うなぎの蒲焼き、焼き鳥、卵焼き、ハンバーグ、グラタン　等
2. 煮物	煮豆、うの花、野菜の煮物、ヒジキの煮物、おでん　等
3. 揚げ物	かき揚げ天ぷら、野菜の天ぷら、いか・えびの天ぷら、鶏の唐揚げ、いか・えびのフライ、豚カツ、コロッケ、肉だんご、春巻　等
4. 蒸し物	ギョーザ、シューマイ、茶碗蒸し　等
5. 和え物	ポテトサラダ、野菜サラダ、酢の物、野菜の胡麻和え　等
6. 炒め物	きんぴら、野菜と肉の炒め物　等
7. 米飯類	弁当、おにぎり、おこわ類、炊き込みご飯、いなりずし、ちらし寿司、にぎり寿司、巻き寿司　等
8. 調理パン	コロッケパン、焼きそばパン、サンドイッチ　等
9. めん類	うどん、そば、パスタ類　等

【惣菜類の細菌基準】

　食品衛生法では、惣菜は副食を目的とした既製食品としています。通常副食としてそのまま摂取されるものはほとんど惣菜となります。

　つまり、惣菜は「おかず」であるといえます。ただし、通常副食として供されることのない珍味などは含まれないことになっています。

　「弁当及びそうざいの衛生規範」の中から細菌基準をピックアップすると以下のとおりです。駅弁などは製造時刻まで表示して「3時間以内にお召し上がり下さい」などと警告表示していますが、これはひとえに食中毒予防のためです。

　近年は、少量の菌数で感染するノロウイルスや病原性大腸菌による食中毒の発生があるので注意が必要です。

【惣菜類の細菌基準（推奨）】

類　　別	1g当たり細菌数	E.coli	黄色ブドウ球菌
製品のうち、卵焼き、フライ等の加熱処理したもの	10万以下	陰性	陰性
製品のうち、サラダ、生野菜等の未加熱処理のもの	100万以下	—	—

【惣菜類の製造基準①】

　1．製造時間は、長時間煮込むものを除き、下処理から2時間以内とすることが望ましい。

　2．弁当の調製に際し、次の食品は6月から10月までの間、副食として供さないことが望ましい。但し、盛り付け終了後4時間以内に販売されるものはこの限りではない。

1	サラダ
2	卵焼き
3	切身のハム及びソーセージ
4	生鮮魚介類の切り身

　仕出し弁当による食中毒は、このあたりの取り扱いがつたないため、2次汚染によって付着してしまった病原菌が増殖して事件になることが多くなっています。

【惣菜類の製造基準②】
3. 油脂の取扱い
　油脂（ただし、再処理のものは除く）について、次の1及び2に適合するものを原材料として使用することになっている。

1. 酸価	1以下（ただし、ごま油は除く）
2. 過酸化物価	10以下

　酸価をAV（Acid Value）、過酸化物価をPOV（Peroxide Value）と称し、油脂の劣化指標として使用されています。

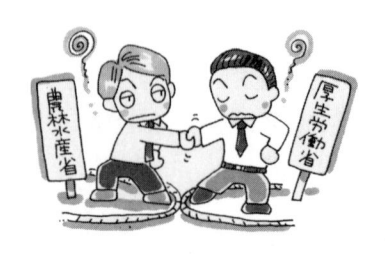

油脂は酸化等の劣化を防ぐため、特に直射日光及び高温多湿を避け、冷暗所に保存することが望ましい。また蓋のある容器に入れ、密封して空気との接触を極力少なくして保存することが酸化を防ぐのに効果的な方法である。

【惣菜類の製造基準③】
4. 油脂による揚げ処理
　油脂による揚げ処理を行う際には、以下の点に注意して行う。
　1）製品の特性に応じて適当な量を用い、適正な温度及び時間をもって揚げ処理を行い不必要な加熱を避けること。特に200℃以上での揚げ処理は行わないことが望ましい。
　2）揚げ処理においては、油脂中の揚げかすなどの浮遊物や沈殿物を取り除きながら、適当な油脂量の7％以上が減った場合には、その分の油脂を新たに補充する。
　3）揚げ処理中の油脂が、発煙やいわゆるカニ泡、粘性等の状態から判断して次の1～3に該当するようになり、明らかに劣化が認められる場合には、その全てを新しい油脂と交換する。

1	発煙点が170℃未満となったもの
2	酸価が2.5を超えたもの
3	カルボニル価が50を超えたもの

【惣菜類の製造基準④】
5. 揚げ処理に使用した油脂の取り扱い
　揚げ処理に使用した油脂（再使用するものに限る）は必ず速やかにろ過するなどにより、揚げかすなどの浮遊物及び沈殿物を除去して放冷・保管する。
　揚げ処理の現場で、油脂の劣化指標である酸価、過酸化物価、

カルボニル価を測定するには難しいところがあり、現実には経験に基づく勘を頼りに継ぎ足しや交換が判断されている傾向にあります。

しかし、最近では簡易測定キットも市販されているので、これらを活用して劣化状況の判断を科学的に行うとよいでしょう。

〈食肉加工品〉（（社）日本食肉加工協会）

食肉製品に期限表示をする際には、以下の試験方法に基づくものとする。

① 試験に供する製品の形態

容器包装に入れた販売形態のものとする。

② 試験に供する製品の区分

次に示す特性別に区分して試験に供することとする。

ア．食肉製品規格基準に基づく非加熱食肉製品、特定加熱食肉製品、加熱食肉製品（加熱後包装）、加熱食肉製品（包装後加熱）および乾燥食肉製品の別

イ．食肉製品規格基準に基づく単一肉塊製品、非単一肉塊製品の別

ウ．食肉製品規格基準に基づく水分活性もしくはpHの別

エ．真空包装、ガス置換包装等包装形態の別

オ．バルク、ブロック、スライス等の加工形態の別

カ．製品中心部の加熱処理条件の別

キ．発色剤有無の別

ク．保存料有無の別

③ 試験時の保存温度

試験時の保存温度は原則として次の温度とする。

ア．食肉製品規格基準の保存温度が4℃以下の製品は4℃とす

る。
　イ．食肉製品規格基準の保存温度が 10℃以下の製品は 10℃とする。
　ウ．食肉製品規格基準の保存温度が常温以下の製品は 25℃とする。
　エ．冷凍食肉製品にあっては、−15℃以下の自ら任意に指定した温度とする。
　オ．食肉製品規格基準の保存温度で保存。流通させる前に一時的に氷結点以下の温度に冷却・保持する製品は、その期間中は氷結点以下の、自ら任意に指定した温度とし、その期間経過後は食肉製品規格基準で定める温度とする。
　注：食肉製品規格基準とは、食品衛生法の食品・添加物などの規格基準で定められている食肉製品に関する基準をさす。
　④　可食期間の求め方および期限表示の仕方
　①〜③に示す条件に沿って試験用製品を抽出して保存し、検査日を定めて検査した結果により可食期間を求め、期限を表示する。
　　ア．賞味期限を表示する場合。
　　　検査により得られた可食期間に係数（0.8 以下の係数）を乗じて得られた期間を製造日に加算して、期限を年月日で表示する。この際製造日は１日目として計算する。可食期間に係数を乗じて得られた期間が３ヶ月以内の場合の期限は年月日で表示することとし、３ヶ月を超える場合は年月または年月日で表示する。
　　　また、輸入品にあっては、外国食肉製品製造工場で期限が表示されている場合は、原則としてこれを表示する。
　　イ．消費期限を表示する場合
　　　検査により得られた可食期間を製造日に加算して、期限を年月日で表示する。
　　　この際製造日は１日目として計算する。

また、輸入品にあっては、外国食肉製品製造工場で期限が表示されている場合は、原則としてこれを表示する。
⑤　期限設定検査項目
ア．微生物検査
イ．官能検査

〈牛乳等〉
牛乳等の期限表示設定のためのガイドライン
（平成19年8月17日　改訂）
社団法人　日本乳業協会
全国飲用牛乳公正取引協議会

①　乳製品の表示に関しては、平成7年4月の製造年月日等の表示から期限表示への変更に対応するため、平成7年4月1日に（社）日本乳業協会（当時）及び、全国飲用牛乳公正取引協議会が「牛乳等の日付表示（期限表示）設定のためのガイドライン」を策定し、運用してきました。

②　その後、平成15年7月には「食品衛生法（昭和22年法律第233号）」及び「農林物資規格化及び品質表示の適正化に関する法律（昭和25年法律第175号。以下「JAS法」という。）の表示基準の改正により「賞味期限」と「品質保持期限」の2つの用語が「賞味期限」に統一されるとともに、「賞味期限」及び「消費期限」のいずれについても、それらの定義の統一が行われました。

③　また、平成17年2月には、厚生労働省及び農林水産省が共同で、食品全般に共通した期限表示の設定に関する科学的なガイドラインとして「食品期限表示の設定のためのガイドライン」を策定し、業界団体等が自主的に個別食品に係る期限表示のガイド

ライン等を作成する際の基礎とすることとされました。

④ 以上のような状況に鑑み、(社) 日本乳業協会では行政、関係諸団体の意見も参考にし、平成7年に策定したガイドラインを見直し、本ガイドラインを取り纏めました。

本ガイドラインの発効に伴い、平成7年4月1日制定の「牛乳等の日付表示（期限表示）設定のためのガイドライン」は廃止します。

⑤「目的」

牛乳等の期限表示については、食品衛生法に基づく乳及び乳製品の成分規格等に関する省令（昭和26年厚生省令第52号。以下「乳等省令」という。）及びJAS法で、消費期限又は賞味期限を表示することが義務付けられています。

また、期限の設定については、当該食品等に関する知識を有する製造業者等が、食品の特性等に応じて、微生物試験、理化学試験及び官能検査結果等に基づき、科学的・合理的に行うことが規定されています。

そのため、牛乳等の製造社等が牛乳の期限表示を設定するためのガイドラインを示すことにより、適正な期限表示を確保することを目的とします。

⑥「適用の範囲」

本ガイドラインは、「乳等省令」に規定する牛乳、特別牛乳、成分調整牛乳、低脂肪牛乳、無脂肪牛乳、加工乳及び乳飲料（以下「牛乳等」という。）に適用します。

⑦「期限表示の類型及び対象」

ア．期限表示の類型は次の二種類とする。

（ア）消費期限

定義：定められた方法により保存した場合には、腐敗、変敗その他の品質の劣化に伴い安全性を欠くこととなる恐れがないと認められる期限を示す年月日をいう。

対象：定められた方法により保存した場合において品質が急速に劣化しやすい牛乳等。

（注）

※通常、製造日を含めておおむね5日以内の期間に品質劣化をする製品が対象となる。なお、製造の日から賞味期限までの期間が5日以内となる場合もこれに含まれるものであり、消費期限を記載する。

※紙、ポリエチレン、アルミニウム箔その他これに準ずるもので密封した容器に収められたものにあっては、期限の「日」の記載をもって「年月日」に代えることができます。

（イ）賞味期限

定義：定められた方法により保存した場合において、期待されるすべての品質の保持が十分に可能であると認められる期限を示す年月日をいう。ただし、当該期限を超えた場合にあっても、これらの品質が保持されていることがあるものとする。

対象：前記（ア）の対象以外の牛乳等

（注）

※製造の日から賞味期限までの期限が3ヶ月を超える場合にあっては、賞味期限である文字を冠したその年月の表示をもってその年月日の表示に代えることができる。

※常温保存可能品にあっては、常温で保存した場合における賞味期限を表示する。

※紙、ポリエチレン、アルミニウム箔その他これに準ずるもので密封した容器に収められたものにあっては、期限の「日」の記載をもって「年月日」に代えることができます。

イ．類型の選択は、当該製品の品質特性に関する科学的データに基づき製造者等が行います。

（注）

※「消費期限」又は「賞味期限」のいずれを表示するかについては、当該製品に関する「期限設定のための保存試験」（後述）の結果に基づき、当該製品の製造者等が決定する。

ウ．期限の記載は、消費期限又は賞味期限である旨の文字を冠したその年月日により行う。
（注）
※常温保存可能品にあっては、常温で保存した場合における賞味期限を表示する。

⑧「期限設定を行う者」
　期限の設定は、当該食品に関する知見や情報を有している製造業者等が試験検査結果等の科学的・合理的根拠に基づき行います。

⑨ 保存方法の表示
　期限表示は、定められた方法により保存することを前提とするものであることから、期限表示に併せて保存方法を表示します。
（注）
※乳等省令で保存の方法の基準が定められた製品にあっては、その基準に合う保存方法を記載します。
※常温保存可能品にあっては、常温で保存が可能である旨を記載します。

⑩ 期限表示の設定
　製品毎に、アの保存試験結果に基づき、イにより表示する期限の類型及び期限を設定します。

ア．期限設定のための保存試験
（ア）ロットの構成
　等しい条件下で生産された製品を１ロットとします。
（イ）試料数
　試料数は３ロット以上とし、１ロット当たり保存試験に供する日数に見合う数を連続又は無作為に採取します。

（ウ）試料の保存試験

試料は採取後直ちに 10 ± 1℃の恒温庫に保存する。ただし、常温保存可能品については常温で保存する。

（エ）試験Ⅰ（常温保存可能以外の製品）

各ロットについて、予想される期限日数を上回らない一定の保存日（経過日）から次の項目について試験を開始し、以後、予想される期限日数を考慮して定期的に保存試料を検査に供する。

保存試験は、ロット毎に実施し、判定基準に適合していることが確認できた期間内を期限表示設定基準とする。

試験項目（指標）及び判定基準

・細菌数（1ml 当たり）	５万以下（特別牛乳及び乳飲料にあっては３万以下）
・大腸菌群	陰性
・性状（外観、風味等）	正常

（オ）試験Ⅱ（常温保存可能品）

各ロットについて、予想される期限日数を上回らない一定の保存日（経過日）から次の項目について試験を開始し、以後、予想される期限日数を考慮して定期的に保存試料を検査に供する。

保存試験は、ロット毎に実施し、判定基準に適合していることが確認できた期間内を期限表示設定基準とする。

試験項目（指標）及び判定基準

・性状（外観、風味等）	正常

(注)
※ 常温保存可能品は、成分規格で細菌数「0」の上乗せ規定があること、試験項目は保存試験中の変化を確認する指標であることから、微生物試験は試験項目（指標）から除外した。

（カ）試験方法

　細　菌　数：「乳等省令」に定める方法により、標準寒天培養基を用いて 32 〜 35℃、48 ± 3 時間培養後に発生した集落数を測定し、細菌数とする。

　大腸菌群：「乳等省令」に定める方法により、BGLB はっ酵管を用いて 32 〜 35℃、48 ± 3 時間培養後ガス発生の有無により判定する。

　性　　状：①理化学試験
　　　　　　酸度、pH、アルコール試験等、製品の特長により製造者等が決定する。

　　　　　　試験方法は、「乳等省令」又は、「食品、添加物等の規格基準（昭和 34 年告示 370 号）」に定める方法又は妥当性の確認された方法による。

　　　　　　②官能検査
　　　　　　　1997 年 IDF（国際酪農連盟）STANDARD99C（採点による乳製品の官能検査）を参考に客観的に判断する。

　　　　　　（実施例）
　　　　　　　パネルの認定者は奇数とし、最低 3 名とする。外観及び風味について、5 段階評価等の採点法により評価を行い、評価者全員の評価結果を集計し、全ロットのデータを平均して、当該試料の官能検査試験値とする。

　　　　　　　5 段階評価の場合、評価 3.6（3 ロット以上の平均）を終期の目安とする。

評価尺度例
得点
5 前もって設定された官能特性と一致している。
4 前もって設定された官能特性から僅かに差がある。
3 前もって設定された官能特性から明らかに差がある。
2 前もって設定された官能特性から相当に差がある。
1 前もって設定された官能特性から非常に差がある。
0 人の消費には適さない。

イ．期限の設定方法

（ア）消費期限

　試験に供したロットのうち、最も短い期限表示設定基準の範囲内で、製品のバラツキ等も考慮し、製造者等が定める期日とする。

（イ）賞味期限

　試験に供したロットのうち、最も短い期限表示設定基準に安全基準を 0.7（賞味期限が 2 ヶ月を超えるもの（D＋60 以上）については 0.8）を乗じた日数（端数は切り捨て）の範囲内で、製品のバラツキ等も考慮し、製造者等が品質保持が可能として定める期日とする。

⑪ 表示した期限の適性度の確認

　1 年に 1 回以上、1 回につき 1 ロット以上、前記⑩のアに準じた保存試験を実施し、自ら設定した期限の適性度の確認を行う。
　なお、試験の結果不適合と判断された場合は、直ちに原因究明と対策を実施後、再度⑩のアの保存試験を実施し、適正な期限表

示に改める。

⑫ 記録の保存

⑩のアの保存試験結果は当該製品が販売されている期間を通して保存する。

また、⑫の保存試験結果は最低1年間保存する。

⑬ **特性が類似している食品に関する期限の設定及び表示した期限の適性度の確認**

新製品の期限の設定及び既存品の表示した期限の適性度の確認については、食品の特性等を十分に考慮した上で、その特性が類似している食品の試験・検査結果を参考にすることにより、期限の設定及び表示した期限の適性度の確認をすることができる。

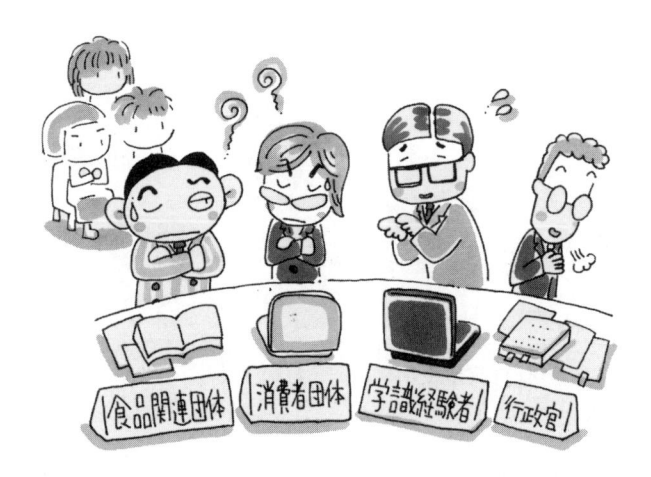

⑭ 情報の提供

　期限表示を行う製造業者は、期限設定の設定根拠に関する資料等を整備・保管し、消費者等から求められた時には情報提供するように努める。

⑮ 施行期日

　本ガイドラインは、文書発行時より施行する。

　ただし、平成7年5月に制定された「牛乳等の日付表示（期限表示）の設定のためのガイドライン」に基づき設定した現行製品の期限表示については、本ガイドラインを適用した同製品の表示した期限の適性度の確認が終了するまでの間は有効とする。

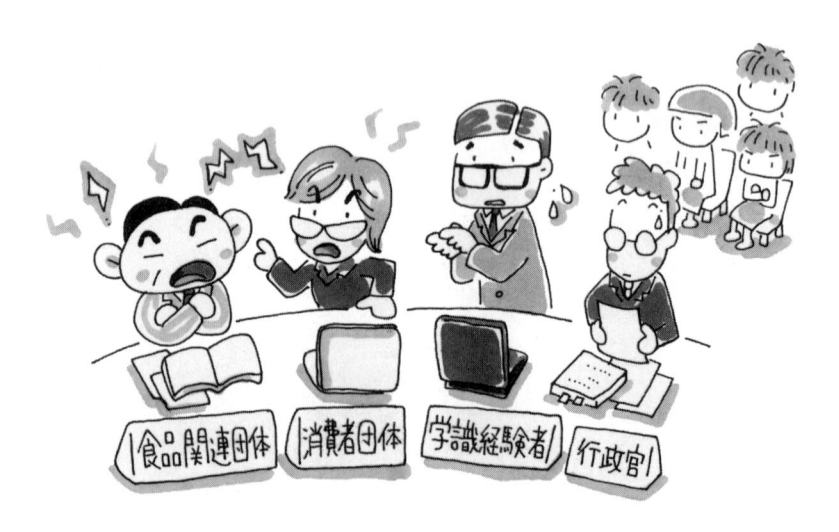

第3章

日本における可食（まだ食べられる）食品の廃棄量増大と期限表示の関わり

3.1 食糧事情をひも解く

　日本における可食（まだ食べられる）食品の廃棄量増大が、世界の食糧飢餓問題と大きく関わりがあることはご存じの方も多いと思います。

　この章では、我々日本人の日頃の食生活から派生する「食糧問題」についての国際的な状況、そして国内での問題の現状を見つめ、その解決策を期限表示、製造年月日といった観点から論じていきます。

　私は、米国の大手スーパーマーケット、ウォルマートの創業者サム・ウォルトンの「組織が大きくなればなるほど小さく考える事が益々重要」との言葉を大切にしています。地球規模の食糧飢餓問題の解決方法も、実は小さな個人個人の生活の改善の積み重ねにあると信じています。

　そして、地球規模の食糧飢餓問題のゴールは「世界全ての人々（1人も残さず）に食糧を行きわたらせること」であるとし、その方策を皆様と一緒に考えて参りたいと思います。

3.2 国内の食糧事情

　まずは国内の食糧事情を見て参りましょう。

　国内では、「食糧飢餓」などという状況について当然のことながら、日常、誰一人考えもしていません。国内の現在の食糧事情は、1人1日当たりのカロリー消費量が2,436kcal（平成23年度食料需給表：農林水産省発表）であり、そのうちの61%（カロリーベース自給率39%：平成23年度）が輸入

品で賄われています。

　そこで大きな食糧問題として取りざたされているのが、食糧の廃棄量問題です。その食品由来の廃棄量は、年間約1,800万トンともいわれています。さらに問題なのは、廃棄される1,800万トンのうち500万〜800万トン（事業系300万〜400万トン、家庭系200万〜400万トン）が、まだ食べられるのに廃棄されてしまう、いわゆる「食品ロス」であるといわれています。

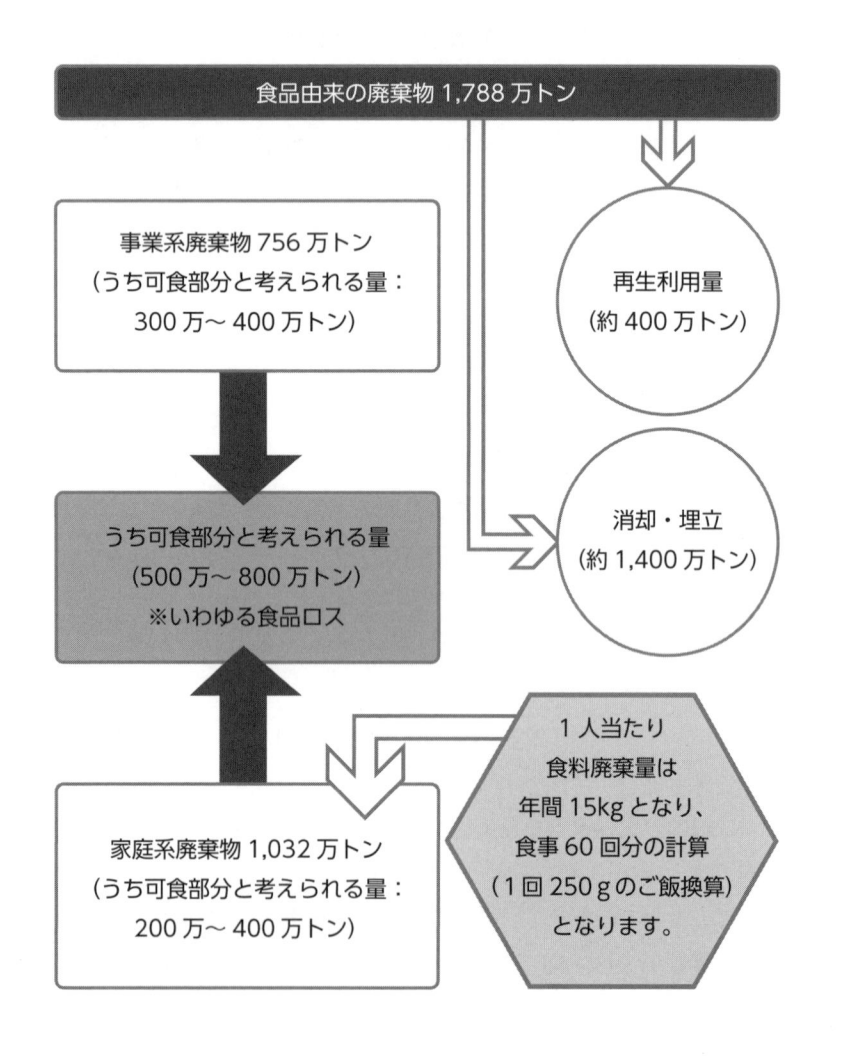

食品由来の廃棄物 1,788万トン

事業系廃棄物 756万トン
（うち可食部分と考えられる量：
300万〜400万トン）

再生利用量
（約400万トン）

うち可食部分と考えられる量
（500万〜800万トン）
※いわゆる食品ロス

消却・埋立
（約1,400万トン）

家庭系廃棄物 1,032万トン
（うち可食部分と考えられる量：
200万〜400万トン）

1人当たり
食料廃棄量は
年間15kgとなり、
食事60回分の計算
（1回250gのご飯換算）
となります。

食品ロス400万トンの再生利用量の内訳は、肥料化が48％、飼料化が45％、その他油脂化、メタン化等となっています（農林水産省2012年食品ロス統計調査）。

　食品廃棄物の事業系の年間発生量を業態別に見ると、1位「食品製造業」、2位「外食産業」、3位「食品小売業」、4位「食品卸売業」となっています。

　また、家庭からの廃棄量（家庭系廃棄物）は、全廃棄量の約50％となっています。

　なぜ、食品ロスを減らすことが必要なのかについて、農林水産省は「現在、人口の増加や経済発展により、世界の食料需給が不安定になっているため」と指摘しています。

　このことについて、政府は平成24（2012）年7月に、内閣府を中心として「食品ロス削減関係省庁等連絡会議」を設置しました。

「食品ロス削減関係省庁等連絡会議」の構成メンバー

○内閣府：政策統括官付参事官（食育推進担当）
○文部科学省：スポーツ・青少年局　学校健康教育課
　　　　　　　健康教育企画室長
○農林水産省：食料産業局　バイオマス循環資源課
　　　　　　　食品産業環境対策室長
○環境省：廃棄物・リサイクル対策部　企画課リサイクル推進室長
○消費者庁：消費者政策課長
○消費者庁：消費生活情報課長
○消費者庁：食品表示課長

　「食品ロス削減関係省庁等連絡会議」を設置の趣旨は、食品ロスについて、食品産業では、平成24（2012）年4月から食品廃棄物の発生抑制の重要性が高い業種において「発生抑制の目標値」を設定し、事業者による食品ロスの削減を図っているところである。

　しかし、食品産業において食品ロスの要因の1つである過剰在庫や返品等の商取引慣行が形成された背景には、消費者の過度な鮮度志向があると

いわれている。

　このため、消費者が無駄を意識し、食品ロスの削減を行う事業者を応援するといった環境コミュニケーションが形成されれば、フードチェーン全体での効果が期待できると考えられることから、「消費者の食品ロスに対する意識改革を図るための場として設置する」としました。

　同連絡会議の役割としては、食品ロスの削減に関連する関係省庁等の連携を図り、食品ロスの実態及び関係省庁等における取り組み等を情報交換するとともに、消費者自らが食品ロスの削減を意識した消費者行動等を実践する自覚（例：賞味期限等の食品表示の正しい理解、冷蔵庫の在庫管理、食品ロスに対する意識改革）を形成するための普及啓発方策について検討・協議することです。

　先程の日本の食品ロス（年間約500万〜800万トン）は、世界全体の食料援助量（約400万トン）の約2倍となっています。

　また、日本がODA援助しているナミビア、リベリア、コンゴ共和国3カ国の国内仕向量（約600万トン）、セネガルの国内仕向量（約700万トン）相当量に該当します。

　一方、我が国の食料自給率（カロリーベース）は39％であり、多くの食料を輸入に依存しています。そのため、今後も安定的な食料需給を続けていくには、国内の農業生産を維持・向上させ、食料自給率を上げていくとともに、食品を製造・流通・消費する段階で、食品・食材を無駄なく有効に消費していくことが重要です。

　では、食品メーカー、小売店からはどのような食品が廃棄されているのかを見てみると、以下のような食品となっています。

① 新商品販売や規格変更に合わせて店頭から撤去された食品（定番カット食品）

　　新製品を販売したり規格が変更される際には、一般的にこれと併せて既存商品が定番カットされることがある。この場合、小売店舗での販売スペースの制約や新旧製品を一緒には並べにくいといった事情により、品質等には問題ない商品が店頭から撤去され、破棄される場

合がある。

　また、新商品の発売や販売促進計画に伴い、製造業者が集中的な出荷、売り込みを行い、これが余剰商品の原因となる場合もある。

② 欠品を防止するために、期限切れなどで販売できなくなった在庫品

　製造者、流通業者とも需要に応じて欠品を生じないように、一定の在庫を保有する必要がある。

　また、流通業者は必要量を小口注文することにより在庫保有量を削減したい傾向があるが、製造業者はロット生産をしているため、在庫保有量を抱え、未出荷品が増加する場合がある。

③ 定番カット食品や販売期限切れ食品等の慣行的な返品

　定番カットされた食品や、流通業者が設定した販売期限の切れた食品などは、流通業者が自ら廃棄してしまうほか、契約では買い取りされていたにもかかわらず、川上の業者（小売業であれば卸売業者、卸売業者であれば製造業者）への返品が慣行化している場合もある。

　返品された商品は、流通過程等においてどのような状態で保存されていたか確認することが困難なことから品質が保証できないため、廃棄されることが多い。

④ 製造過程で発生する印刷ミスなどの規格外品

　どのような商品を規格外品とするかは企業によって異なるが、一般的には重量や容量、色または形状が当該商品の標準とは異なるもの、印字ミスなど包材の不良が発生した商品を示すことが多い。

　製造機械の不具合や従業員の人為的なミス等を考慮すると、一定の規格外品の発生は避けられないものであるが、規格外品の中には食品として品質には問題のないものも相当量含まれている。しかしながら、通常の販売には支障があるため、廃棄処分される場合が多い。

　食品の取り引きには、現在「期限表示」「納入期限・販売期限」の設定が大きく関わっています。

　消費期限・賞味期限には、これまでも示してきたように、客観的な指標に

基づき設定された期限に1未満の係数（安全係数）を掛けて設定することが基本ですが、メーカーの商品展開戦略などから必要以上に短く設定されることがあります（ただし、このことについては、消費庁から「加工食品の表示に関する共通Q＆A（第2集：消費期限又は賞味期限について）」で「食品ロスを削減する観点からも、過度に低い安全係数を設定することは望ましくないものと考えます。」と出されており、好ましくないという判断となっています）。

また、小売店などで設定する、メーカーからの納入期限及び店頭での販売期限は、製造日から賞味期限までの期間を概ね3等分して設定される場

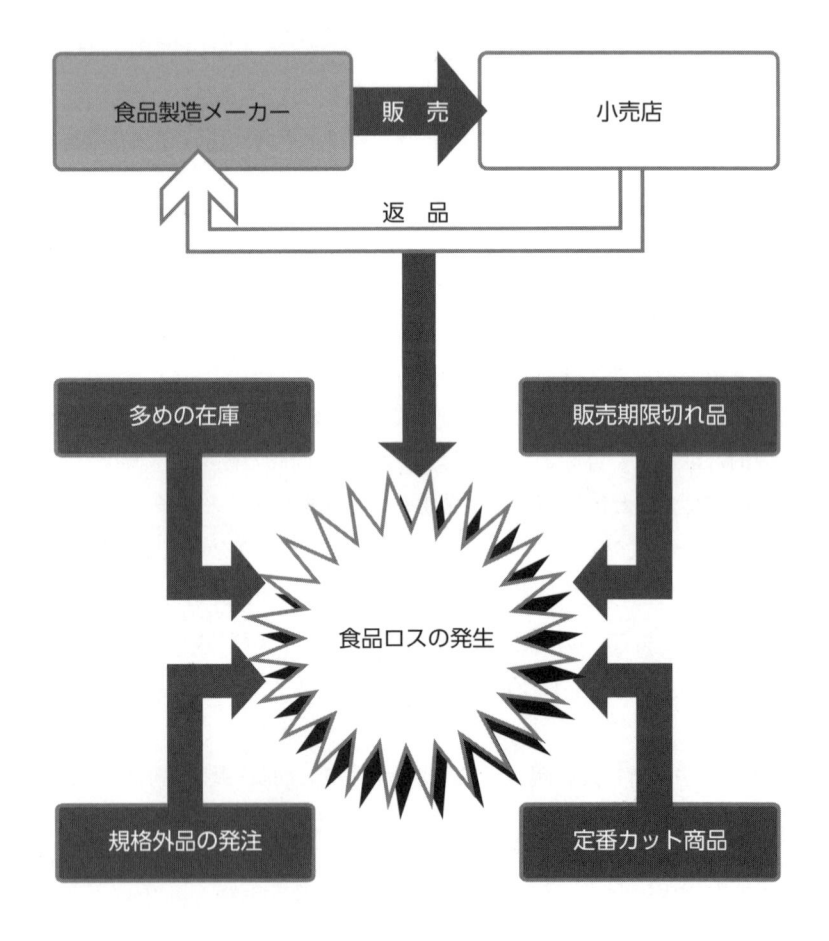

```
食品製造メーカー → 販売 → 小売店
                  ← 返品 ←

多めの在庫    販売期限切れ品
       ↘   ↙
       食品ロスの発生
       ↗   ↖
規格外品の発注   定番カット商品
```

合が多くなっています（いわゆる3分の1ルールと呼ばれているものです）。

一方、レストラン等の飲食店から廃棄される食品について見てみますと、お客様の食べ残し58%、お客様に提供できなかった仕込み済み食材等39%、その他3%となっています。

廃棄される食材としては、調理加工食品（冷凍食品、レトルト食品等）25%、その他（調味料、果実等）25%、野菜類20%、穀類18%、肉類6%、魚介類4%及び卵類2%という内訳になっています。

いわゆる3分の1ルールによる期限設定の概念図（賞味期限6カ月の場合）

製造日 ― 納品期限 ― 販売期限 ― 賞味期限

2カ月　2カ月　2カ月

メーカー → 卸売 → スーパー → 店頭での販売 → 店頭から撤去、廃棄（一部値引き販売）

卸・小売からメーカーへの返品・受け取り拒否

小売から卸売りへの返品

3.2　国内の食糧事情

また、家庭から廃棄される食品について見てみると、食品を食べずに廃棄した食品の量は、家庭から出される廃棄物の0.7%であり、その内訳は①食品の鮮度の低下、腐敗及びカビの発生によるもの、②食品の消費期限・賞味期限を過ぎたため、③色や匂いで食品の安全性に不安を感じたため、④食品が中途半端に余ったため、となっています。

　下記の、【手つかずで廃棄された食品の賞味期限の内訳】を見ていただくと、「賞味期限が切れていない食品」が1位であり、大量に廃棄（食品ロス）されていることがわかります。

【手つかずで廃棄された食品の賞味期限の内訳】
1位：賞味期限前の食品の廃棄（24%）
2位：賞味期限切れ、半年を超えるもの（2%）
3位：賞味期限切れ、1週間以内（19%）
4位：賞味期限切れ、半年以内（16%）
5位：賞味期限切れ、1カ月以内（10%）
6位：賞味期限切れ、2週間以内（7%）

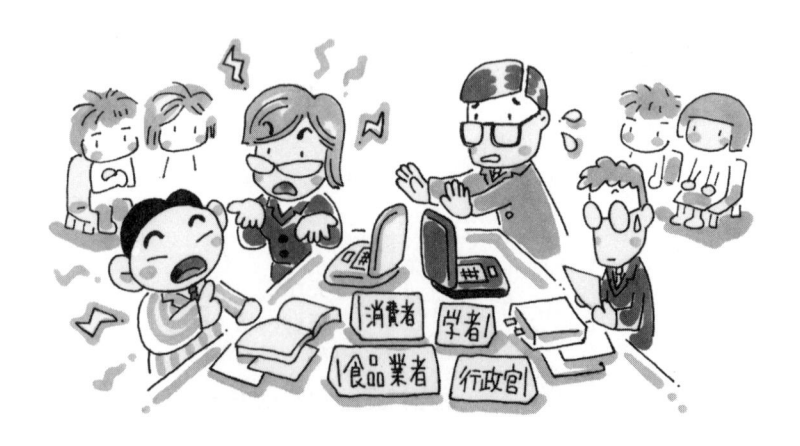

3.3　国内の食品ロス削減への方策

まずは、「食品ロス削減関係省庁等連絡会議」の提言を見ていきます。

【食品ロス削減関係省庁等連絡会議】
(1) 全体的な考え方
　① 食品ロスの発生には、直接的・間接的な様々な要因が複雑に関わっており、ある特定の立場の者に削減の責任があるわけではないことを前提として考えることが重要です。
　② それぞれの立場で取り組むこと、協力しながら取り組むことを、できることから着実に進めていくことが重要です。
(2) 全ての食品事業者が取り組むべきこととして
　① 食品ロスの実態や削減目標を明確にして、食品ロスの削減に向けて社内意識を向上させる。
　② 食品ロスの削減に向けた具体的取り組みやスケジュールを決めた行動計画を策定して、可能な限り環境報告書等で公表する。
(3) 食品メーカー、小売店で取り組むべきこととして
　① 食品廃棄物を計量し、<u>発生抑制の努力目標値</u>を参考にしながら、食品ロスの実態や削減目標を明確にして、食品ロスの削減に向けて社内意識を向上させる。
　② 食品ロスの削減に向けた行動計画を策定して、可能な限り公表する。
　③ 消費期限・賞味期限は、科学的根拠に基づいて設定することを再度徹底すること。

④ 納入期限や販売期限は、商品毎の特性を踏まえて設定する。
⑤ 食品メーカーと小売店の取引は買取契約を原則として、返品がやむを得ない場合はあらかじめ条件を明確にする。

【参考】主な業種の発生抑制の目標値の例（H24.4～H26.3）

業種	業種区分	暫定目標値（努力目標）	
食品製造業	肉加工品製造業	売上高百万円当たり	113kg
	牛乳・乳製品製造業	売上高百万円当たり	108kg
	ソース製造業	製造量1ｔ当たり	59.8kg
	パン製造業	売上高百万円当たり	194kg
	豆腐・油揚製造業	売上高百万円当たり	2,560kg
	冷凍調理食品製造業	売上高百万円当たり	363kg
	惣菜製造業	売上高百万円当たり	403kg
食品卸売業	食料・飲料卸売業（飲料を中心とするものを除く）	売上高百万円当たり	47.8kg
食品小売業	各種食料品小売業	売上高百万円当たり	65.6kg
	コンビニエンスストア	売上高百万円当たり	44.1kg

※1：食品リサイクル法に基づき、発生抑制を推進するため、努力目標として「発生抑制の目標値」を設定することとし、まずは、過剰生産・在庫及び返品等により発生する可食部分の廃棄処分が多い16業種から先行して試行的に2年間、暫定目標値という扱いで実施。

※2：上記以外に、「しょうゆ製造業」「味噌製造業」「麺類製造業」「すし・弁当・調理パン製造業」「菓子・パン小売業」「食料・飲料製造業（飲料を中心とするものを除く）」があります。

※3：今回目標値を設定できなかった業種（飲食店等）につい

ては、今後のデータの検証を踏まえ、2 年後の平成 26 年度を目途に目標値を設定する予定です。

※4：既に目標値を達成している事業者は、引き続き、単位当たりの発生量の維持又は低減に努めることが必要です。

⑥ 見切り・値引き販売で売り切る努力をより一層進めて、値引きの理由や品質には問題のないことを積極的に情報提供を行う。
⑦ 食品メーカーと流通業者が連携して、精度の高い需要予測による的確な在庫管理を行う。
⑧ 賞味期限の短くなった食品や、食品衛生上問題がない規格外品は、規格外品の性質を理解してもらえる小売店での販売や、フードバンク活動への寄贈など、できる限り食品として有効活用する。

【フードバンク活動とは】
1. 包装における破損や印字ミスなど、食品としての品質には問題ないが、通常の販売形態では支障がある食品・食材を、食品メーカーや小売店などから引き取って、福祉施設等へ無償提供するボランティア活動のこと。
2. 米国では、年間 200 万トンの食品が有効活用され、我が国では NPO 法人セカンドハーベスト・ジャパンが最も規模が大きく、2008 年の食品取扱量は 800 トンであった。

(4) レストラン、飲食店で取り組むべきこととして、
① お客様とのコミュニケーションを通じて、好き嫌いや食べたい量をあらかじめ相談して、注文を受けたり料理を作り提供することのできる店作りを行う。
② 天候やイベント開催などの、来店者数に影響のある情報を基に需要予測を行い、食材の仕入れや仕込みを行う。
③ 持ち帰ってもらっても、品質的に問題のない食べ残

しは、お客様の自己責任であることを理解してもらった上で、食べきる目安の日時などの情報提供を行って、持ち帰り用に提供していくことを検討する。

(5) 消費者が取り組むこととして

① 賞味期限が過ぎてもすぐに食べられなくなるわけではないことを理解して、見た目や匂いなどの五感で個別に食べられるかどうかの判断をする。

② 食品を無駄にしないように、冷蔵庫などの在庫管理や調理方法、献立の工夫に取り組む。

(6) 全ての関係者が取り組むこととして

① 食べ物への感謝の心を大切にして「残さず食べる」「感謝の心を持つ」など、食についての習慣を身に付ける。

② 食品ロス問題に関心を持ち、その実態を知り、自分にできることを考える。

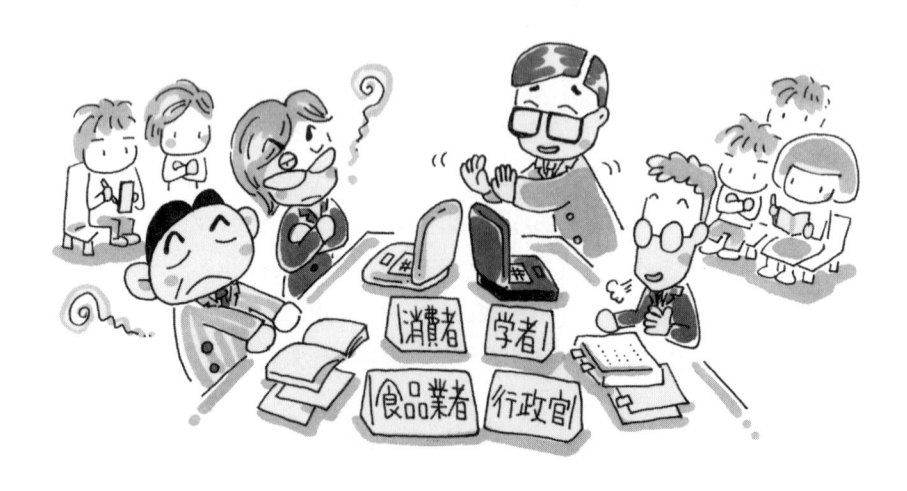

3.4　食品ロス削減のための方策を考える

　地球規模の食糧飢餓問題のゴールである、「世界全ての人々（1人も残さず）に食糧を行きわたらせること」を実現するための方策としては、先にも記しましたが、以下の発生要因を取り除くことを考えることになります。
　・要因1：　食糧の分配の偏り。
　・要因2：　非食糧（バイオ燃料向け等）への転用による、食用需要の減少。
　・要因3：　所得水準の向上に伴う畜産物需要の増加による、飼料用穀物の需要の大幅増加。
　・要因4：　国内紛争により、弱者国民への分配が行き渡らないこと。
　・要因5：　経済成長による穀物価格の上昇で、食料を購入できない開発途上国があること。
　・要因6：　開発途上国内で慢性飢餓状況の国民が多くなると、穀物生産体制をとることができないこと。

　残念ながら、要因1から要因5までは、国際レベル、国レベルでないと解決が前に進められない問題です。
　しかし、要因6については、NPO法人、民間レベルで強い思いのメンバーが結集すれば、問題の解決を前に進めることは可能だと思います（実際には、多くの人々、そして団体がすでに活動し実績を上げています）。
　そしてその手順としては、次のような方向性が考えられます。
　　① 自身の手で農業生産ができる健康状況を確立してもらうこと。そのための食糧支援を実施する。
　　② 自身の手で農業生産ができる教育支援の実施。
　　③ 自身の手で農業生産ができる環境整備支援の実施。

　また、国内での食品ロスの減量に対しては、先の「食品ロス削減関係省庁等連絡会議」の提言については、全くそのとおりではありますが、現実

にすぐに実行できるかといえば、難しい面が多いと言わざるを得ません。

例えば、「(3) ⑦食品メーカーと流通業者が連携して、精度の高い需要予測による的確な在庫管理を行う」ということが、現実の食品メーカー（95％以上は中小企業）と流通業界、さらに量販店業界の意思疎通が、そう簡単につながるものではないと、現場を知れば知るほどその難しさを感じています。

さらに、「(3) ⑤食品メーカーと小売店の取引は買取契約を原則（現実には買取契約が原則になっていない場合も多い）として、返品がやむを得ない場合はあらかじめ条件を明確にする」について、小売店からの食品メーカーへの返品に関して、現在「独占禁止法（私的独占の禁止及び公正取引の確保に関する法律）」の「不公正な取引方法」の1つとして、特に「大規模小売店業告示」の中に「優越的地位の濫用」があり、その1つに「不当な返品」が禁止行為として謳われています。

大手量販店では「不当な返品」についての規程を明確に定めている企業もありますが、小売店では、買取契約も返品も難しいというのが、現状ではないでしょうか。

私が、今の立場で考えられる日本の食品ロス減量の方策の1つは、食品表示から完全に「製造年月日」を排除することです。義務であれ、任意であれ「製造年月日」の表示を一切禁止することが有効な手段だと考えます。「3分の1ルール」を変えようが、「賞味期限の定義」を変えようが、製造年月日が商品の表示上にあり、それを消費者が確認できる状況であれば、小売店では当然新しい製造年月日の商品から売れ、古いものは売れ残る、その傾向はなくなることはありません。

第1章で示しましたとおり、食品表示の法改正で「製造年月日」を止め「期限表示」に移行した理由の1つがそこにあった訳ですから、その方針を行政はきちんと堅持すべきです。

つまり、以下のように、製造年月日についての表示の見解が不明瞭になっているのです。

消費者庁が出している「加工食品の表示に関する共通Q＆A（第2集：消費期限又は賞味期限について）」の問4の回答では、
「平成7年に、製造年月日を表示することとされていた制度が、期限表示をすることに変更され、2年の移行期間を経て平成9年4月から完全に転換されたところです。
このため、製造年月日のみを表示することは認められなくなりましたが、<u>事業者が消費期限又は賞味期限の表示を適切に行った上で、必要に応じて、消費者への情報提供として、任意で製造年月日を表示することは可能です。</u>
なお、賞味期限を過ぎた食品等がすぐに食べられるなくなる訳ではありませんので、廃棄による環境への負荷も考慮しながら、買い物や保存を行っていただくことが望ましいです。」

このように、製造年月日を任意で記載してもよいことが公的に認められていれば、全てのメーカーは他社との商品の差別化をしたいとの理由で、各メーカーは競って表示を始め、全ての商品に製造年月日が記されることは「火を見るよりも明らか」です。（現実に、大手量販店のOEM[※]商品には一括表示枠外に、期限表示と併記して製造年月日を表示している商品が多く見受けられるようになっています。）

そうなれば、長期保存できる商品の賞味期限を「年月」で表示することを義務化することになっても、製造年月日が記されていれば、より新しい（購入しようとする日の日付により近い）商品を購入することになり、大量の返品・廃棄をせざるを得ない製品を生み出す状況になります。つまり、製造年月日のみが購入の際の目安となり、期限表示は意味をなさなくなってしまいます。その結果として、廃棄食品が増加してしまうのです。

※ OEM（original equipment manufacture）：他社ブランドの製品を製造すること。

このようなことから、日本における食品ロス（まだ食べられるのに捨てられる食品）量を減らし、国際的な食料飢餓人口を減らす1つの手段は、「製造年月日」を食品表示の表面から消すことが有効であると考えます。
　当然、消費者の方々には次のようなコンセンサスを得ることがより大切です。何故、製造年月日の表示が食品の表示上から消されるのか。それは「世界全ての人々（1人も残さず）に食糧を行きわたらせること」という最終目的を達成させるためである、ということを周知することが重要と考えます。
　第1章の冒頭でも示しましたが、「製造年月日」は食品の安全・安心・美味しさを証明する主役です。それは言うまでもなく、適正な消費期限・賞味期限の設定のための起点日であるからです。この製造年月日が不明確であれば、期限表示の信頼はありません。
　ただし、主役だからといって、表舞台で華やかに注目される必要はありません。立場と役目をしっかり認識し、食料問題の影の主役に徹することが、製造年月日をさらに光輝かせることになると信じます。

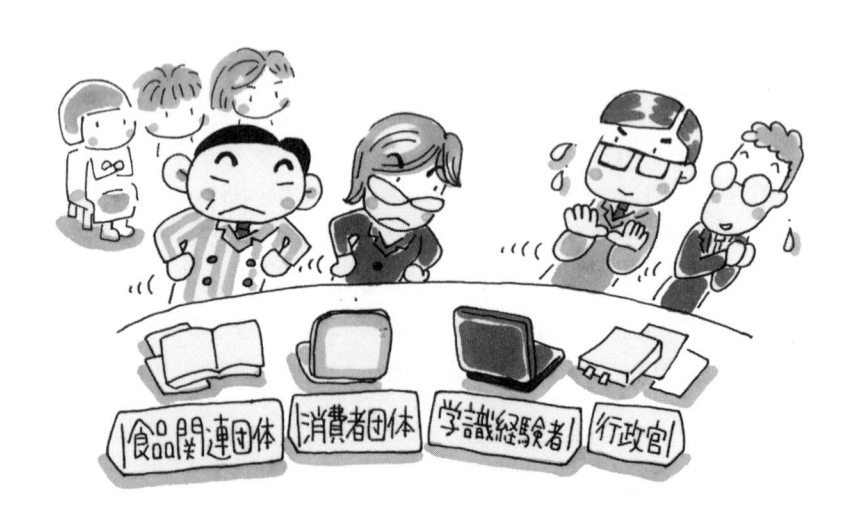

3.5　世界の食糧事情の現状

　現在、世界の食糧問題は世界の人口増大と食糧分配の偏りにより、飢餓が年々深刻化しているといわれています。ただし、飢餓人口が地球規模で大幅に増大しているのかといえばそうではなく、国連、関係各国、多くの心ある人々の集まり（団体）等の努力により、かなりの飢餓人口の減少を見ることができます。

　しかし「1人も残さず、食糧飢餓から救う」という目標から見るならば、まだまだやるべきことはヒマラヤの高さほど問題が山積しており、その問題解決の糸口は年々深刻化してきているように思えてなりません。

　FAO（国際連合食糧農業機関）が平成24（2012）年10月9日に発表した国連飢餓報告では、平成22（2010）年から平成24（2012）年の間に、ほぼ8億7,000万人、あるいは8人に1人が慢性的な栄養不足に苦しんでいるとしています（「参考1」参照）。

【FAO（国際連合食糧農業機関）とは】

1. 経済・社会・文化・教育・保健等の分野において政府間協定によって設立された世界的専門機関のうち、国連総会の承認を受け国連経済社会理事会 Economic and Social Council と連携関係協定を結んだ国連専門機関の1つ。
2. 設立：1945年10月16日
3. 所在地：本部ローマ（地域事務所5、連絡事務所5、地域支所10、国別事務所78）

参考1

【慢性的飢餓とは】
　FAOでは、慢性的に空腹状態にあることを慢性飢餓と考えています。毎晩、明日食べるものが十分にあるかわからない状態で眠りにつく、また次の食事がどうなるかわからないとう状態を「食料不安」といいます。
　FAOは、食料不安を「人々が、正常な成長と発育及び活動的で健康な生活に必要とされる十分な量の安全で栄養のある食料への確実なアクセスを欠いている状態」としています。
　慢性的に空腹状態にあると、栄養不足になります。活動的な生活を送るために必要なエネルギーを得られるだけの食事が取れていないと学習、労働、その他の身体活動を行うことが難しくなります。
　また栄養不足は、特に女性と子どもに害があります。栄養不足の子どもは健康な子どものようにすくすくと成長しません。精神的にも発達が遅れる場合があります。常に空腹状態にあると免疫システムも弱まり、病気や感染症にもかかりやすくなります。妊婦であれば母親自身の死亡リスクも高まります。
　毎日、世界中では何百万という人が生きていくために必要最小限の食料しか摂れていません。平均して、人の1日の最低エネルギー摂取量として約1,800キロカロリーが必要とされています。

　飢餓人口の増減を地域別に見てみますと、アジア・太平洋地域では過去20年間におけるその地域の社会経済発展により、栄養不足人口は7億3,900万人から5億6,300万人へとほぼ30％減少しました。この地域での栄養不足率は、人口増加にもかかわらず23.7％から13.9％に減少しました。
　ラテンアメリカ・カリブ海地域でも、飢餓人口は平成2（1990）～平成4（1992）年の6,500万人から、平成22（2010）年には4,500万人へと減少しています。栄養不足率は14.6％から8.3％に減少しました。しかし最近は、その進行は鈍化しています。
　アフリカは、その期間における飢餓人口が1億7,500万人から2億3,900万人へ増加した唯一の地域であり、過去4年間だけでも約2,000万人増加

しています。

　飢餓人口は、これまでの期間を通して減少してきましたが、ここ3年間で22.6%から22.9%と若干上昇しており、4人に1人が飢餓状態にあります。アフリカのサハラ以南では、平成19（2007）年までは少しずつ減少してきた飢餓人口が増加に転じ、同年以降は年率2%ずつ上昇しています。

　先進国においても飢餓人口数の増加が見られ、平成16（2004）～平成18（2006）年では1,300万人、平成22（2010）～平成24（2012）年では1,600万人となっており、平成2（1990）～平成4（1992）年は2,000万人減少していたのが、逆に増加に転じました。

　また、FAO、国際農業開発基金（IFAD）、世界食糧計画（WFP）が共同で発表した「世界の食糧不安の現状2012(SOFI)」では、過去20年間について算定手法を改善してデータを見直し、慢性的な栄養不足についてより正確な推移値を示しています。（この報告書には、飢餓人口を削減するための重要な方向性が示されています。）

　飢餓に苦しむ人のうち8億5,200万人は開発途上国に在住していますが、一方、先進国でも1,600万人（人口の15%）が栄養不足であると推定されています。

　世界中の飢餓で苦しむ人々は、平成2（1990）～平成24（2012）年の間に1億3,200万人減少しました。これを人口比率で見ると、世界人口の18.6%から12.5%（MDGs（参考2）では11.6%と設定）に減少したことになります。

　このことは、十分に適切な行動が行われれば、<u>MDGs（ミレニアム開発目標）（参考2）</u>が達成できる範囲であることを意味しています。

3.5　世界の食糧事情の現状

参考2

> **【MDGs（ミレニアム開発目標）とは】**
> 　ミレニアム開発目標（Millennium Development Goals）は、「2015年までに世界の貧困を半減すること（1990年と比較して）」などを目指す世界の約束で、開発途上国の貧困問題の解決のために国連や各国政府などの諸機関が共通の目標として掲げたものです。日本を含む189カ国が採択した2000年の「国連ミレニアム宣言」を受け、2015年を期限とする8つの目標がまとめられています。MDGs達成に向けて、21のターゲットと60の指標を通して、その進捗を測定しており、達成期限と指標が設定された画期的な目標です。

　飢餓で苦しむ人々は、平成2（1990）～平成19（2007）年の間には、予想されていた数よりも急激に減少しました。しかし、それ以降は世界における飢餓人口の減少の速度は鈍化し、横ばいとなっています。

　「世界の食糧不安の現状2012（SOFI）」の報告書の序文には、「これまでに例のない技術的・経済的な機会に恵まれた今日の世界において、5才以下の子ども達の1億人以上が低体重で、毎年250万人以上の子どもの死の原因が、栄養失調であることは容認できない」と述べられています。

　この下線部については、私も想いを同じくします。先進国においては、科学的な技術革新の進歩の競争には限りないほどの予算を注ぎ込んでいますが、食糧飢餓の回避に関しては協力体制こそ取るものの、その努力が十分であるとは言えません。

　上記の報告書に戻りますと、「最近の世界金融危機からの世界経済の回復は惰弱なままであるということに強い危機感を抱いているが、それでもなお、国際社会に対して、最も貧しい人々が食糧を得られるための「基本的人権」の実現を支援するために更なる努力をすることを要請した」としており、「世界は食糧不安と栄養失調の全てを排除できる知識と手段を有している」とも述べています。

まさしく、人類の智慧は、第1に全人類の生命尊厳に向けられるべきものです。マネーゲームに興じる前にすべきことがあると強く感じます。
　ここで、世界の飢餓への経済危機の影響を見てみましょう。新しい推計値によると、平成19（2007）～平成22（2010）年の飢餓人口の増加は、想定されていた数値より深刻さは軽度であったといわれています。また、平成20（2008）～平成21（2009）年の経済危機は、懸念されていたほど開発途上国における経済減速を引き起こさなかったと思われます。
　これは、多くの国の政府が国際食糧価格の高騰を各国国内で吸収・緩和したことによって、食糧価格高騰の影響を和らげたことによるものと考えられます。
　先に取り上げた「世界の食糧不安の現状2012（SOFI）」の報告書では、「全体的な飢餓人口撲滅への対応のための国際的な成長が必要であるが、持続的な飢餓削減のためにはこれだけでは十分でなく、貧しい人のほとんどが、生計を立てるために少なくとも農業やそれに関連した事業に依存しているため、貧しい国々における飢餓と栄養不足の軽減には農業の成長が特に有効である」と言っています。また、「小規模農家、特に女性を含めた農業の成長が貧しい人々に雇用を生みだせば、極度の貧困と飢餓を減らすために、最も有効的である」とも記載しています。
　この下線部分が、今後の飢餓人口撲滅に向けての大きな方向性を示しています。
　その成長が貧困層のためとなるだけでなく、あまねく栄養失調の人を減らすために「栄養に敏感」でなければならない、飢餓を減らすにはただ食料の質を向上させるためだけでなく、多様性や栄養素含有量、そしてその安全性という観点から、食料の質を向上させることが重要であるとされています。
　8億7,000万人の人々が飢餓に苦しんでいる中で、世界は慢性栄養失調及び微栄養素不足を伴う栄養失調と、肥満、過体重に関連する非伝染性疾患（全世界で14億人に影響を与えています）という二重苦に直面しています。
　同報告書では、これまで経済成長と栄養改善とのリンクは弱いと述べ、

「統合された農業・栄養・健康の枠組みが必要である」と提言しています。

　以上の報告書を何度か読み返してみますと、我々が今後行うべきことは、まず現在行われている、食糧飢餓状況にある人々への食糧支援を持続させていくこと、そしてその量の拡大を図っていくことが重要であると考えます。

　その食糧支援の目的は、あくまで食糧飢餓にある方々の「慢性的飢餓」状況の解消を実現し、「食料不安（次の食事がどうなるかわからないという状態）」をなくし、栄養不足のため、学習、労働、その他の身体活動を行うことが難しかった状況を解消する」ことを目的とするものであること。

　そして、自身の手で農業生産ができる健康状況の確立と教育を施すことが、飢餓の解消に最も有効的です。

　従って、①食糧支援、②飢餓状況の解消、③健康状況の確立、④農業生産のための教育とつなげていく、世界各国の協力体制が重要と考えます。

　あくまで食糧飢餓状況の中にいる人々が自立することを目指した支援が重要であると思います。これが、「国連憲章第3条」に謳われている「すべて人は、生命、自由及び身体の安全に対する権利を有する」を実現し、「基本的人権」と「生命尊厳」確立のために最も基本的な行動ではないかと思います。

　日本人の食生活において、食糧の廃棄量を削減する行動が食糧飢餓の人口を減らすことにどうつながっていくかは、更なる検討が必要です。

3.6　世界の食糧生産状況

ここでは、世界の食糧の生産状況を見て参りましょう。

平成25（2013）年の世界の穀物（米、トウモロコシ、小麦、大麦等）の生産量は24.3億トン（USDA：2013年5月発表）と推定されています。また、世界の需要量は23.9億トン（USDA：2013年5月発表）が見込まれています。

穀物（米、トウモロコシ、小麦、大麦等）の生産量は増加傾向にあり、単純計算では世界の人口の食糧をまかなえることになります。しかし、生産された穀物のうち直接人が口にできる量は、総生産量の50％以下になっており、これ以外の穀物は非食用需要で、20％がバイオ燃料へ、35％が家畜の飼料に使用されています。

ちなみに、畜産物1kgの生産に要する穀物量（農水省「世界の食料需給の現状」から）は、以下の図のとおりです。

畜産物1kgの生産に要する穀物量

牛	豚	鶏
11kg	7kg	4kg

農産物の品目別に生産・需要動向を見ていくと、次のようなことが挙げられます。

① 小麦については、平成15（2003）年は6億トンから6.5億トンの生産量となるが、昭和45（1970）年に比べ需要量は1.9倍に、開発途上国では人口の増加に伴って、食用需要が大幅に増大しています。

　さらに先進国でも、人口の増加に伴う食用、飼料用需要がゆるやか

に増加しており、需要量が生産量を上回る年も出てきています（期末在庫率の減少が見られる）。

② トウモロコシについては、平成16（2004）年からは7億トン以上が生産されており、昭和45（1970）年に比べ需要量は2.6倍に、生産量はそれに対応して増加、飼料用需要が堅調な伸びを示していること、バイオ燃料用需要が増加したことから、生産量を上回る需要量となっています。このため、期末在庫率は大きく低下傾向にあります。

　その内訳を見ると、先進国では人口の増加に伴い飼料用需要が増加しているほか、コーンスターチをはじめとする加工用需要が増加しています。開発途上国でも、人口の大幅な増加に伴い食用需要が増加するとともに、所得水準の向上に伴う畜産物需要の増加により、飼料用需要が大幅に増加しています。

③ 大豆については、平成16（2004）年頃から2億トン以上（需要量は昭和45（1970）年に比べて約5倍に、増加生産量はそれに対応して増加）が生産されています。需要量は伸びてはきていますが、生産量を上回ってはいませんので、期末在庫量は安定しています。

　近年では、中国をはじめとする世界的な搾油需要の増加を背景に、価格面で他の農作物に比べ有利となったことなどから、南アメリカを中心に生産量が増加傾向で推移しています。

　また、世界的な搾油需要の増加を背景に、先進国、途上国ともに加工用需要が増加しています。特に開発途上国では、人口増加に加えて、所得水準の向上に伴う食生活の変化を背景に、加工用大豆の需要が大幅に増加しています。

④ 米については、平成16（2004）年頃から4億トンを超えています（昭和45（1970）年に比べ約2倍に増加）。

　平成14（2002）から翌年にかけて、世界の生産量の3割を占める中国と2割を占めるインドで、干ばつなどにより大きく減産しました。また中国が、平成12（2000）年以降、世界の半分を占めていた余剰在庫の取り崩しを行った結果、期末在庫率が大きく減少しました。

先進国では、米の食用需要にはほとんど変化がありませんが、開発途上国では人口の増加に伴い、食用需要が大幅に増大しています。
　ここで、農林水産省が平成23（2011）年2月発表した「2020年における世界の食料需給の見通し」を見てみましょう。
　これによると、以下の3点がまとめられています。

【その1】
　世界の食料需給は、中期的には人口の増加、所得水準の向上等に伴うアジアなどの新興国・途上国を中心とした食用・飼料用需要の拡大に加え、バイオ燃料原料用の農産物の需要の継続的な増加も要因となり、今後とも穀物等の需要が供給をやや上回る状態が継続し、食料価格は2007年以前に比べ高い水準で、かつ、上昇傾向で推移する見通しである。

【その2】
　食料の偏在化の傾向が引き続き拡大し、①高い輸出競争力を有する北米、オセアニア、②輸出市場で台頭する中南米、欧州、③輸入依存度が高まるアジア、アフリカ、中東に三極化する見通しである。

【その3】
　需要・供給の両面で新興国・途上国が台頭し、需要面では、①中国が大豆、肉類等の輸入を拡大、②アフリカが人口の増加、経済成長により穀物輸入を増大、③インドは概ね穀物の国内自給を

維持する見通しである。
　供給面では、①ロシアが異常気象等で不安定ながら小麦の輸出シェアーを拡大、②ブラジルが穀物、大豆の生産を拡大する見通しである。

参考1
【大豆、肉類等の輸入を伸ばす中国】
1. 搾油用需要の増加等で引き続き中国の大豆輸入量が増加し、輸入シェアーが5割を超える。(この中国の大豆輸入量増加に対応するのがアルゼンチン、米国である。)
2. 肉類の消費が大幅に増加し、2020年には、純輸入量が900万トン程度に急増する。

参考2
【消費量が増加するもののほぼ国内自給を維持するインド】
1. 人口増、経済成長に伴い、穀物中心のインドの食料消費量が増加する。
2. 基本的に国内自給的な政策運営により、今後も概ね穀物の生産量と消費量が拮抗して推移する。

しかし

　基本的には、需給均衡で推移すると見通されるが、国内産が不作となった場合には、2006年以降に小麦を緊急輸入したように、短期的には国際市場に影響を及ぼす可能性があります。

参考3
【人口増、経済成長により穀物の純輸入量が増大するアフリカ】
1. 大幅な人口増と経済成長に伴い、アフリカの穀物消費量は、約2.7億トン（世界の1割）に増大する。
2. アフリカの穀物純輸入量は約8千トンまで拡大する。

> アフリカの穀物生産量は増加すると見込まれるが、インフラ未整備等による農業の低生産性のため、消費量の増加に追いつかない見通しである。(食糧飢餓人口の大幅な低減の焦点の1つはここにあると考えます。)

　8億7,000万人の人々が飢餓に苦しんでいる現状を生んでいる要因については先にも述べましたが、穀物生産量の全体量から見みれば、全人口の食糧（最低でも、1人1,800キロカロリー/日）は賄える状況にはあるようです。しかし、現実には多くの人々が慢性飢餓状況にあるわけで、その要因は本章3.4節で確認しました。
　それらの要因を解決することが「1人も残さず、食糧飢餓から救う」につながっていくことになります。
　あまりにもグローバル過ぎて何から行動を起こしたらよいか思案してしまい、躊躇してしまうわけですが、「1人1人が何かができる」との思いを諦めないことが大事だと考えます。

　参考までに、海外の食品ロスの現状と削減の方策を見て参りましょう。
　FAOの要請で、スウェーデン食品・生命工学研究機構が、平成22（2010）年8月から翌年1月に実施した調査研究に基づいて作成された報告書から、食品ロス削減の考え方を見ていきましょう。
　この調査研究は、フードチェーン（食料の生産から貯蔵、流通、加工、販

売、消費に至る一連のプロセス）全体を通して発生する食品ロスに焦点を当てて、その原因を特定し、それを防ぐための方策を提言しています。

　報告では、世界全体では人の消費に向け生産された食料のおおよそ1/3、量にして年間約13億トンが失われているとしています。このことは、食料生産に費やされた膨大な量の資源とエネルギーが無駄になっており、さらには、この廃棄された食料を処理するために発生する温室効果ガスもまた無駄に排出されたことになります。

　食料は、農業によって生産されてから最終的に家庭で消費されるまでのサプライチェーンを通る過程で失われ、あるいは捨てられます。先進工業国では、食料はかなりの割合が消費段階で無駄にされていますが、これは、それらがまだ食べられるのに捨てられていることを意味します。

　また先進工業国では、フードサプライチェーンの早い段階でもかなりのロスが発生しています。

　一方、開発途上国では、食料はフードサプライチェーンの早期あるいは途中の段階で失われることが多く、消費者段階で捨てられる量はごく少ない状況です。1人当たりでは、全体として、開発途上国よりも先進工業国の方が無駄にされている食料が多いようです。

　また、消費者1人当たりの食料廃棄量は、ヨーロッパと北アメリカでは95〜115kg／年であるのに対して、サハラ以南アフリカや南・東南アジアではたった6〜11kgであると推定されています。

　開発途上国における食料のロス・廃棄の原因は、主として収穫技術、厳しい気候条件での貯蔵と冷却施設、インフラ、包装及びマーケティング・システムにおける財政的、経営的及び技術的制約に関連しています。

　開発途上国では多くの小規模農家が食料不安にさらされており、食料ロスを削減することは、彼らの暮らし向きに直接的に大きなインパクトを与えています。開発途上国におけるフードサプライチェーンは、とりわけ小規模農家の組織化と、彼らの生産と販売の多様化及び規模の拡大を督励することによって強化される必要があります。インフラ、輸送、食品産業及び包装産業への投資もまた必要となります。公共及び民間部門は、ともにこれを達

成する役割を担っています。

　先進工業国における食料のロス・廃棄の原因は、主としてサプライチェーンにおける各アクター間の協議の欠如と消費者の習慣にあります。また、農家と仲買人の売買契約が、農作物の廃棄量に深く関わっていることもあります。食料は、形状あるいは外見が完全でない食品を排除するような高い品質基準のせいで捨てられることがあります。さらに、消費者段階では、食料を捨てるという消費者の配慮に欠ける態度と、不十分な購入計画や「賞味期限」切れが相まって、大量廃棄の原因となっています。

　下線の部分では、日本における状況が世界の経済先進国でも発生していることがわかります。

　先進工業国においては、食品産業、小売業者及び消費者の食料廃棄に対する関心を高めることによって減らすことができます。そこで、現在捨てられているまだ食べられる食料の、優れた、そして有益な利用方法を見いだす必要があります。

　この調査研究は、全世界的な食料の廃棄に関する入所可能な情報に大きなデータの欠落があり、不確実性を伴っています。そのため、この分野における一層の研究が急務です。

　上記のように、食品ロス・廃棄に関する研究・調査は、日本でもそうですが世界でもまだ歴史は浅いようです。各国の協力のもと早期に解決すべき国際問題であることは間違いありません。

　海外の食品ロス削減への各国の取り組み状況は、以下のようです。
EU（FUSION（EU））：
　　EUが主導する第7次研究・技術開発のための枠組計画（FP7）として、平成24（2012）年までにEU域内における食料廃棄を5割削減することを目的に、幅広いステークホルダーの参加のもと、基礎調査から政策提言、ソーシャルイノベーション（社会変革）の促進などを行っている。Wageningen大学（オランダ）がコーディネーターを務める。マルチステークホルダー・プラットフォーム。

イギリス（1）(Love Food Hate Waste)：

　イギリスの非営利団体である WRAP（Waste & Resources Action Programme）が立ち上げた、一般消費者向けの啓発プロジェクト。ウェブサイドを通じ、基礎情報の発信に加え、消費者がムダをなくし賢く家計をやりくりできるようなアドバイスやツールを提供するほか、シンクタンクとして食料ロット・廃棄に関する調査事業も行っている。

イギリス（2）(Feeding the 5000)：

　世界の食料ロス・廃棄問題の第一人者であるジャーナリスト、Thistram Stuart が創設した団体。市場に供給されない規格外農産物を中心として、従来であれば廃棄されていた食料を活用し、5,000 人の一般市民に料理を振る舞うことにより、食品ロス・廃棄物問題を啓発するようなイベントを、イギリス・アイルランド各地で実施している。

オランダ（Food Battle）：

　オランダ社会基盤・環境省の委託を受け、同国研究機関である Wageningen UR Food & Biobased Research が、廃棄処理を専門とする民間企業 2 社と調査事業を実施。この一環として、3 都市 4 社にわたる大手スーパーマーケットの協力を得て、一般市民の啓発を目的として展開した期限限定キャンペーンを実施した。

イタリア（Last Minute Market）：

　食料バリューチェーンを構成する企業や自治体、福祉施設などに対し、販売に不向きだが消費には問題がない食糧を最大限有効活用できるような仕組みをデザインし、この実現に必要なステークホルダーを引き合わせ、その運営やモニタリングについてコンサルティングサービスを提供する。（フードバンクと異なり、実際の物資引き渡しは行わない。）

ドイツ（Foodsharing）：

　平成 23（2011）年、ドキュメンタリー映画 "Taste the Waste" を制

作したValentin Thurn氏を中心に立ち上げられた、インターネット・プラットフォーム。個人や小売業者、生産者など様々なステークホルダーが、余った食料を共有したり、持ち寄って一緒に食事をしたりすることを支援し、ウェブ掲示板や様々な情報発信ツールの提供を行う。

Global（Think. Eat. Save）：

　国連食糧農業機関（FAO）、メッセ・デュッセルドルフと国連環境計画（UNEP）が立ち上げた、フード・ロス啓発キャンペーン。国連事務総長によるゼロ・ハンガー・チャレンジのサポートを得て、この問題への対処について、国・地域を超えた世界的なムーブメントにすることを狙う。既にフード・ロス対策に乗り出している団体・機関と連携し、積極的な情報交換のほかに、魅力的なプロジェクトの相互紹介を促す。

補　遺：食品表示法の成立における期限表示の考え方

1. 現在の食品表示の法体系

　新・食品表示法が平成 25（2013）年 6 月 28 日に公布され、2 年程度の期間をかけて施行されることになりました。

　今回新たに公布された新・食品表示法が作られた趣旨は、現状の食品表示を規制している主要な法律である「食品衛生法」「農林物資の規格化及び品質表示の適正化に関する法律（通称 JAS 法）」及び「健康増進法」の、3 つの法律の「表示規制」の部分を一元化するというものです（下記、消費者庁 HP 資料参照）。

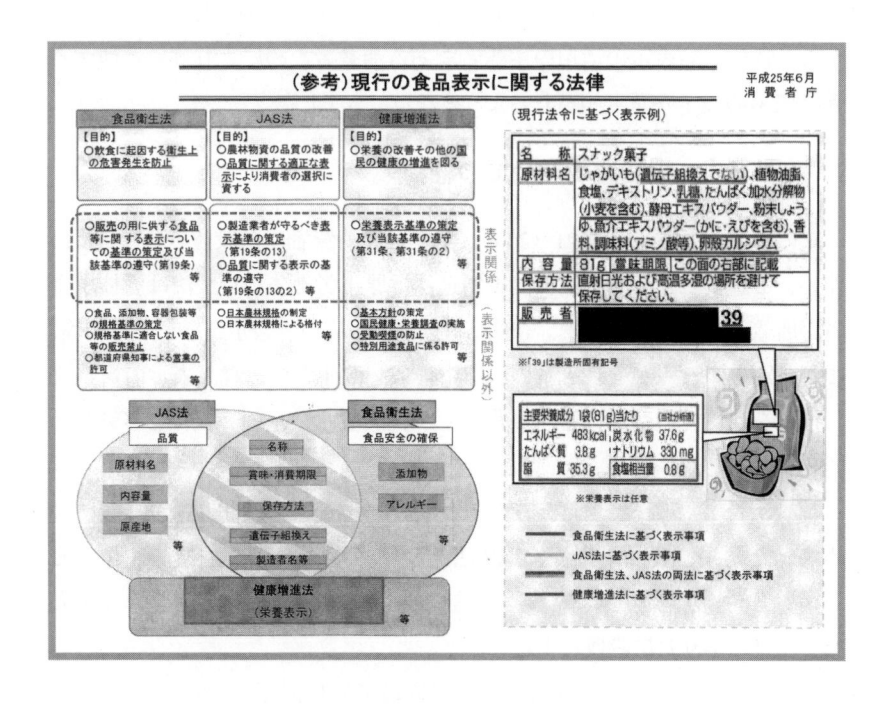

現在、食品は生鮮食品及び加工食品について、義務として必須の記載すべき項目とその表示方法の多くが食品衛生法、JAS法において決められており、健康増進法においても「栄養成分」を表示するときの方法が厳しく決められています（消費者庁資料参照）。

　このような義務表示項目は、昭和22（1947）年に制定された食品衛生法、昭和25（1950）年に制定されたJAS法、そして昭和27（1952）年に制定された栄養改善法（平成14（2002）年に「健康増進法」に改正）について、我が国の食生活の変遷（消費者ニーズの変化、フードチェーンの変化、外国産との差別化による産地表示の重視、そして表示偽装事件の増大等）により、その時代時代により義務表示項目が追加されていきました。

　上記のような要因から食品への義務表示項目が増大し、さらに表示方法自体も複雑化され、昨今では表示する側もそれを利用する消費者も、表示内容についての判断がわかりづらい状況となってきていました。このことから、特に食品表示の活用の主体者である消費者ために、有効に機能する食品表示の設定が重要視されるようになってきました。

2. 消費者庁・消費者委員会での経緯

　このような中で、平成21（2009）年9月に消費者庁が設置されたことに伴い、これまで食品衛生法、健康増進法は厚生労働省、JAS法は農林水産省が所管しており、各法律、それに伴う政令、省令、告示、そして通知等、また個別のルールがそれぞれの省庁で作成・改正され、食品表示の複雑化に拍車をかけていた部分を、消費者庁が食品表示の企画・執行を移管し一元化されました。

　消費者庁に移管後、消費者庁では食品表示に関する問題点の把握に努めてきた結果、食品衛生法、JAS法及び健康増進法の3法を一元化するための方向性を考えていくための検討会（食品表示一元化検討会）を平成23（2011）年9月に設置しました。

　同検討会は、新たな食品表示制度に向けての検討が12回にわたり実施され、途中では中間論点に対する意見募集や意見交換会を実施しました。

これに基づいて平成 24（2012）年 8 月にその報告書が公表されました。（公表の内容には、今後の食品表示のあり方等に関する内容が示されました。）
　以下に報告書の内容を端的にまとめてみました。

(1) 食品表示一元化の意義は何か

　食品表示のルールは、基本的には消費者の健全な食生活の実現に役立つことを大前提とすべきこと。これは、平成 16（2004）年に消費者保護基本法が消費者基本法に改正されましたが、法律名から「保護」が取られたことにより、消費者は「保護」から「自立」する立場になったことを象徴する改正でした。

　消費者が自立するためには、消費者が有している権利を明確にする必要があることから、消費者基本法には、①安全が確保されていること。②必要な情報を知ること。③商品、役務について適切な選択を行えること、④被害の救済を受けられること、⑤消費者教育を受けられること、⑥意見が消費者政策に反映させられること。⑦消費者自らの利益を擁護すること、⑧利益の増進の為の行動、が規定されています。

　このことから、食品表示においても消費者に対する明確かつわかりやすい（平易な）形での情報提供を事業者に促し、消費者自ら適切な判断を行う前提となるものとして位置付けられます。事業者としては、消費者が自立のもとで健全な食生活を営む上で消費者が真に要求している食品に関する必要な情報について、実行可能性やコスト面での消費者への影響等を十分考慮した上で、その情報提供に積極的に努めることが求められます。

　ただし、食品自体が外見等では判断しにくい安全性に大きく関わる項目（アレルギー物質表示等）については、企業規模の大小にかかわらず義務として遵守しなければなりません。このことについては、事業者としても自社製品で大切なお客様が危害を被ることは不本意であることから、表示することに異議はないところです。

　また、偽装等の不正をする一部の企業のために業界全体が多大な影響を被ることを防止する観点から、国等が規制する形で介入することが必要と

なるものもあります。

(2) 新しい食品表示制度のあり方について

　食品表示制度は、消費者にとって真に必要な表示項目について、事業者の実効可能性等を十分に踏まえた上で表示基準を定め、一定の事項の表示を義務付けることを基本とする制度です。

　また、新たな食品表示制度の検討に当たっては、消費者がその表示を見つけ、実際に目で見て（見やすさ）その内容を理解し、消費者が活用できる（理解しやすさ）ものになっているか否かの視点を持って行うことが重要となります。

① 　新・食品表示制度の目的については、消費者基本法の基本理念を中心に規定したり、3法の目的を入れ込む等の意見もあったようですが、食品の特性及び消費者基本法の基本理念の趣旨を踏まえ、食品の安全性確保に関係する情報が消費者に提供されることを最優先とし、これと併せて、消費者の商品選択の上からの判断に影響を及ぼす重要な情報を提供すること、と位置付けることが適当と結論されました。

　このうち、「安全性」と「表示」との関連性に関しては、すでに安全性の観点から、現行の食品安全基本法の第18条において「食品の表示が食品の安全性の確保に関し重要な役割を果たしていることに鑑み、食品の表示制度の適切な運用の確保その他食品に関する情報を正確に伝達するために必要な措置が講じられなければならない」と規定されており、法的にも重要な位置付けがなされています。

② 　用語の統一化

　現行法で、特に食品衛生法とJAS法で定義が異なるものがあり、これらの用語の統一・整理を行うことが必要となります。

　なお、具体的な表示の方法等については、現行制度では法律府例（政令・省令）、告示等のほか、通知やいわゆるQ＆Aによってルールが定められており、特に食品衛生法に関しては必要に応じ随時通知が発出され、ルール全体像を把握することが難しくなっています。こ

うした状況においては、消費者自身はもとより問い合わせを受けた企業や行政にとっても、正確かつ円滑に回答することが困難なことも多く見受けられました。一元化に当たっては、これらを一括して整理し、ルール全体を一覧できるようにする等の対応が期待されます。
③ できる限り多くの情報をではなく、重要な情報をより確実に

　情報の重要性は消費者によって異なります。アンケート結果によれば、商品に表示されている事項の全てを見ている消費者は必ずしも多くはないことから、新たな食品表示制度は、表示事項全ての情報が消費者に伝わることを前提として、できる限り多くの情報を表示させることを基本に検討を行うことよりも、より重要な情報が、より確実に消費者に伝わるようにすることを基本に検討を行うことが適切と考えられます。また、情報の重要性は、生鮮食品、加工食品など食品によっても異なります。

　これらを踏まえ、新たな食品表示制度の検討に当たっては、情報の重要性に違いがあることを前提とした制度設計とすることが適切と考えられます。このことは、必ずしも消費者に対する情報提供を少なくするという意味ではなく、消費者の特性や状況に応じ、表示以外の情報伝達媒体（口頭、web 等）を通じて的確な対応がなされることが望まれるものです。
④ 表示の見やすさ（見つけやすさと視認性）

　先にも記載しましたが、情報の重要性は消費者によって異なります。しかし、表示義務を課すことに行政が積極的に介入すべき情報のうち、全ての消費者に確実に伝えられるべき特に重要な情報として、アレルギー表示や消費期限、保存方法など食品の安全確保に関する情報が位置付けられると考えられます。

　消費者庁が実施した web アンケート結果によれば、表示のわかりにくい理由として「文字が小さいためわかりにくい」との回答が最も多く、また文字の大きさと情報量について質問したところ、「表示項目を搾り、文字を大きくする」が 72.6％でした。今後高齢化が進展する中で、高

齢者の方々がきちんと読み取れる文字サイズにすることが特に必要であり、このような観点からも、文字を大きくすることの必要性は高いと考えられます。

　このため、現行の一括表示による記載方法を緩和して一定のルールの下に複数面に記載できるようにしたり、一定のポイント以上の大きさで商品名等を記載している商品には、義務表示事項も原則より大きいポイントで記載するなど、食品表示の文字を大きくするために、どのような取り組みが可能か検討していく必要がありますが、わかりやすさのためには、単に文字の大きさを大きくするだけでなく、デザインやコントラスト等の工夫によるところも大きいといえます。

　こうした表示の見つけやすさや視認性については、現行のJAS規格にも記されているところであり、せっかくの有効情報をより効果的に提供する観点からも、どういう方法があるかを検討することは重要であると思われます。

(3) 義務表示事項の範囲

① 安全性優先に消費者のメリット・デメリットのバランスを考える

　食品表示制度の目的の中でも、食品の安全性確保に関わる情報が消費者に確実に提供されることが最も重要であり、表示を義務付ける事項の検討に当たっては、食品の安全性確保に関わる事項を優先的に検討するとともに、食品の安全性確保に関わらない事項について表示の義務付けを検討するに当たっては、消費者にとってどのような情報が真に必要な情報であるか否かよく検証することが必要です。

　また、表示を義務付ける以上、基本的に、規模の大小を問わず全ての事業者が実行可能なものであるか否か、また、表示内容が正しいか、事後的に検証可能なものであるか否かの検討が必要です。

　このため、消費者への情報提供を充実させていく上で、商品の容器包装への表示がよいのか、むしろ代替的な手段によって商品に関する情報提供を充実させた方がよいのか、事業者の実行可能性に影響を

及ぼすような供給コストがあるのか、さらに監視コストその他の社会コストなど総合的に勘案した上で、消費者にとってのメリットとデメリットのバランスを考えていくことが重要です。

② 義務表示事項に対する検証と優先順位の考え方の導入について

現行の義務表示の対象となっている事項を具体的に見てみると、長年の議論の積み重ねの下にその必要性が認められてきたものとなっています。

一方、表示に対するニーズはその時代の社会状況等により変化していくことも事実であり、個々の規格・基準が制度上効果的に機能するシステムとなっているかを常に検証していくことも重要です。

すなわち、これまでの議論も十分ふまえつつ、食品表示の一元化に当たって優先順位の考え方を導入する機会に、情報の確実な提供という観点から、現行の義務表示事項について検証を行うべきです。当然のことながら、ここでいう検証の結果としては、JIS規格制度でいう「確認」（現状維持）的なものも含まれるものであり、安易に削除等を意味するものではありません。

一方、新たに表示や情報提供を義務付けたり、制度の適用範囲を容器包装以外にも拡大しようとする場合にも、前出の優先順位の考え方を活用すべきであり、このような観点から見直しが可能となるよう、義務表示事項を柔軟に変更できるような法制度とすることが必要です。

また、国際的には、コーデックス委員会において、食品表示のあり方等の議論について進展が見られるところであり、諸外国においても、近年、食品表示制度の見直しが進められているところです。これらの動向を踏まえることも必要です。

(4) **事業者による自主的取り組みの促進と行政による消費者への普及啓発の充実**

消費者のニーズに対応することは、消費者と事業者の信頼関係を構築す

る上で非常に重要であり、法令に基づき表示が義務付けられたもの以外であっても、消費者へ提供される情報を充実させるため、消費者の適切な商品選択が図れるよう、義務表示事項としない任意表示事項について、ガイドラインの整備等により、事業者の自主的な情報提供の取り組みを充実させることが適当と考えられます。

　一方、消費者自らが食品及び食品表示に対する知識を高めていくとともに、これにより消費者が入手できる情報の中から自身が必要なものを取捨選択し、適切な商品選択ができるようにしていくことが重要です。

　行政としては、そのような消費者の取り組みが促進されるよう、食品表示制度や食品に関する諸々の情報に関する普及啓発を充実させていくことが必要です。

(5) 新たな食品表示制度における適用範囲の考え方

　中食や外食には、調理や盛り付け等により原材料や内容量等にバラツキが生じたり、日替わりメニュー等の表示切替えに関わる対応が困難であるといった課題や特徴があり、また対面で販売されることが多く、予め店員に内容を確認した上で購入することが可能であることや、表示切替えに伴うコストが相当なものになるため、現行のように、一部を除き食品衛生法やJAS法に基づく表示義務を、原則として課されていない制度を維持することが適当とされます。

　ただし、食の外部化が高まりつつあり、国民の健全な食生活に影響する分野でもあることから、自主的対応として、表示を含めきめ細かな情報提供に努めることが重要です。

　一方で、アレルギー物質に関わる情報を食品表示として充実させることは非常に重要であることから、消費者庁は関係省庁と連携しつつ、アレルギー表示に関するガイドラインの策定を支援するなど、必要な環境整備を進めることが適当です。

　また、インターネット販売については、形態としてネットスーパーのような小売店で実際に売られている膨大な商品を取り扱っているものから、

個人が独自のサイトを通じて食品を販売するものまで、極めて多様な実態があることを考慮する必要があることを踏まえ、食品の情報提供の在り方について専門的な検討の場を設け、消費者のニーズを踏まえつつ、専門家を交えて検討を重ねることが必要です。

(6) 今後求められる対応について

　食品表示法制定後には、これまで3法で規定されていた各種の基準及び新たな基準等が、政令、内閣府令等で定められることになります。

　特に、栄養成分表やインターネット販売、外食・中食におけるアレルギー表示、文字の大きさ、加工食品の原料原産地表示、遺伝子組み換え表示など、新しい基準については、消費者委員会等における検討を踏まえてから定められます。

　また、仮に新基準が決まっても、施行時期は実態を踏まえて、猶予期間を経て施行されることになると思われます。

　いずれにしても、今後もフードチェーンの多段階化・複雑化が進展することが予想されます。

　食品表示は、食材・食品と一体となった情報そのものの信憑性が問われるものです。そのためには、食品供給サイドとして、取り扱う製品のトレーサビリティを的確に行うことが求められます。

　ここでいうトレーサビリティとは、コーデックスの定義で示されているように「追跡（トレースフォワード）」及び「遡及（トレースバック）」を合わせた要件を満たすものですが、コーデックスの対象とされている「食品」のみならず、食品に関連する「情報」も併せて対応することが重要です。

　具体的には、フードチェーンの個々の段階（農業、食品工場、小売り、外食等）において、自身の所管範囲である「原材料仕入先〜自社内〜納品先」即ち「1歩手前から1歩先まで」の情報管理を的確に行い、いざという時に客観的に示すことができるようにしておくことが必要です。

　特に、原産地やアレルギー物質などは、個々の段階の正確な情報管理とその的確な伝達が重要となります。フードチェーンの各段階における取り

組みや努力は、各々の特性や置かれた事情が異なるものですが、「消費者のため」ということでは共通するものであり、供給サイド間の情報の的確な提供・共有化が求められます。

　一方、食品表示の利活用主体である消費者が、表示ルールに関する知識と理解を深めることに対する支援も不可欠です。特に、若年層から食育の一環として普及・啓発することは有効と判断されます。こうした消費者に対する対応は、食育基本法に示されているように、行政はもとより家庭、教育機関と食品関連事業者等の連携による取り組みが期待されます。

　新たな食品表示制度への移行を機会に、食品の供給と消費サイド間の相互理解を更に深めるとともに、一個人としても自身を取り巻く「食」及び「食生活」を改めて見直すきっかけになることが期待されます。

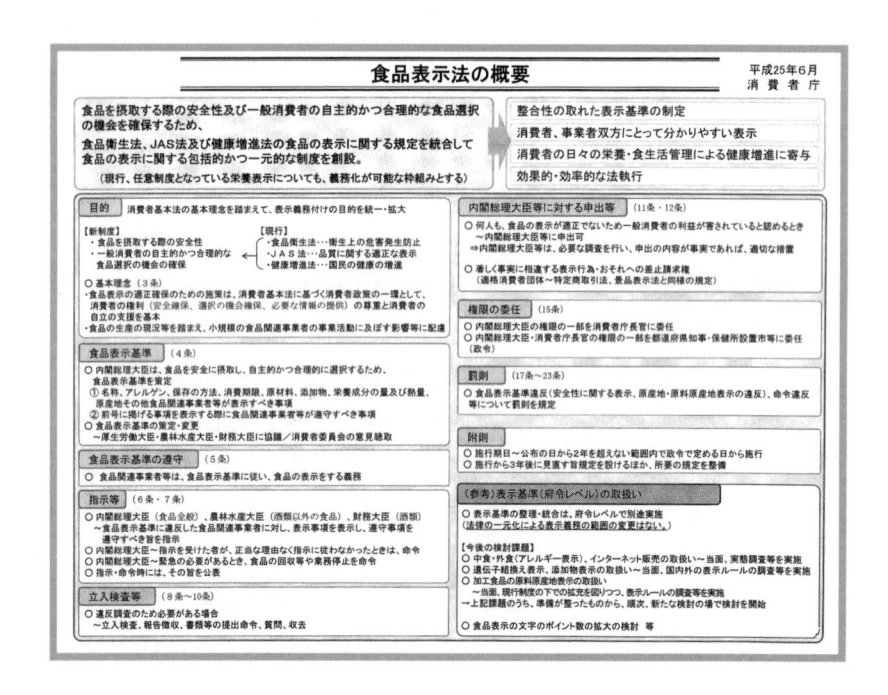

3. 食品表示法で義務付けられる食品表示事項とは

　食品表示法において義務付けられる食品表示事項としては、食品の安全性の確保を優先し、併せて消費者に自主的かつ合理的な選択の機会の確保に資する観点から表示事項を定めることとし、以下に示す事項を表示事項として例示し、規定することとされています。実際に表示を義務付ける事項については、国民の食生活の変化に伴う容器包装の多様化や社会的な状況の変化等に対応して、必要に応じた表示基準の見直しを柔軟に行えるように措置しておくことが重要であると考えられることから、法律には例示として主な表示事項を規定し、それ以外の事項については「その他食品関連事業者が表示すべき事項」として内閣府令で措置することとなりました。

　「名称」：食品衛生法においては食品の内容を明らかにし、消費者の商品購入や行政の監視業務に資するために名称の表示を義務付けたものです。また、JAS法においては、食品の内容を明らかにして消費者の商品選択に資するための表示を義務付けたものです。食品表示法においても、これらの観点は変わらないことから、引き続き、名称の表示を義務付けています。

　「アレルゲン」（相対的表示）、「保存の方法」：食品衛生法及びJAS法において、食品の安全性の確保及び消費者の商品選択に資するとの観点から、その食品に適した保存の方法を表示することとしていたものであり、食品表示法においても、これらの観点は変わらないことから、引き続き、保存の方法の表示を義務付けています。

　「消費期限」：食品衛生法においては食品の安全性の確保から、JAS法においては消費者の商品選択に資する観点から、賞味期限・消費期限の表示を義務付けられていたところです。食品表示法においても、特に食品の安全性を確保する観点から、消費期限の表示を義務付けることとなりました。

　「原材料」：JAS法において、原材料の表示はその商品の具体的品質を直接表現するものであり、消費者の商品選択に資するために表示を義務付けており、食品表示法においてもこの観点は変わらないことから、引き続き、

原材料の表示が義務付けられました。

「添加物」：添加物表示をはじめとした食品衛生法に基づく食品の表示は、一般消費者及び食品関係営業者に対し食品に関して必要な情報を提供し、合理的な認識や選択に資するとともに、迅速かつ的確な行政措置を講ずる上で重要であり、国民の健康に対する意識向上とともに、食品の内容を正しく理解し選択するための情報として関心が高まったことから、表示を義務付けることとなりました。

「栄養成分の量」及び「熱量」は、現在では、健康増進法の第31条の「栄養表示基準」に基づき栄養成分の量及び熱量を表示（任意）することとされています。しかしながら、今日においても依然として生活習慣病は増加しており、栄養表示は健全な食生活の実現に向けて、個人の行動に変化を促すための環境づくりの一環として、重要な役割を果たすことが期待されています。

消費者が、「ナトリウム」「脂質」の含有量の情報を求めても、食品によっては任意表示であるため、表示されていない食品もあります。

このため、食品表示法においては、その情報を基にした日々の栄養、食生活管理による健康増進への寄与も含め、消費者の自主的かつ合理的な選択の観点から、栄養成分を義務的に表示することの重要性に鑑み、新たに栄養成分の量及び熱量の表示を義務付けています。

「原産地」は、青果物の輸入の増加、産地の多様化等により、消費者を中心とする青果物の原産地表示の充実・強化を求める声が強くなったため、消費者の商品選択に資する観点から表示を行わせていました。食品表示法においても、これらの観点は変わらないことから、引き続き、生鮮品に原産地の表示を義務付けることとなりました。

上記のように、食品表示法の条文を見ると「消費期限」のみが法律で義務化されましたが、「賞味期限」はどうなるのでしょうか。これについては、現行制度において消費期限と賞味期限は「期限表示」としてセットで論じられてきました。「消費期限」（use-by date）は、「定められた方法により保存した場合において、腐敗、変敗その他の品質の劣化に伴い安全性を欠く

こととなる恐れがないと認められる期限を示す年月日をいう」とされており、品質（状態）が急速に劣化する食品について、安全性を欠くこととなる恐れがない期限を示す指標として用いられます。

　一方、「賞味期限」（best-before）は、「定められた方法により保存した場合において、期待される全ての品質の保持が十分に可能であると認められる期限を示す年月日をいう」とされており、比較的品質が劣化しにくい食品について、美味しく食べられることができる期間を示す指標であって、これを過ぎた食品であっても、必ずしもすぐに食べられなくなるわけではなく、あくまで摂取時期の目安として用いられているものです。

　このことから、「消費期限」は、主として、食品安全の確保に資する事項、「賞味期限」は、主として、食品の選択に関する表示事項と整理され、この整理は、食品表示法においてもあてはまります。このため、**食品表示法第4条第1項第1号に例示・列挙する表示事項はあくまで例示であり、「期限表示」**が表示事項として重要であることが条文上明らかになることに意義があるものであることから、「消費期限」を例示して挙げれば足りると判断されました。

　また、その他の表示事項としては、食品の選択に関する事項である「製造業者名」や「内容量」などもありますが、列記される「賞味期限」についても、直ちに食品の素性を明らかにする事項とはいえないことから、その他の表示事項に含めることが適当と考え、「賞味期限」は法律の条文の列挙する表示事項から外すこととなりました。

参 考 文 献

1. 食品の日付表示に関する検討会報告書（今後の食品の日付表示の在り方について－基本的考え方－）（平成5年11月15日　生活衛生局食品保健課）
2. 第1回食品の表示に関する共同会議配付資料（厚労省薬事・食品衛生審議会食品衛生分科会表示部会食品表示調査会、農水省農林物資規格調査会表示小委員会）（平成14年12月11日）
3. 第2回食品の表示に関する共同会議配付資料（厚労省薬事・食品衛生審議会食品衛生分科会表示部会食品表示調査会、農水省農林物資規格調査会表示小委員会）
4. 第4回食品の表示に関する共同会議配付資料（厚労省薬事・食品衛生審議会食品衛生分科会表示部会食品表示調査会、農水省農林物資規格調査会表示小委員会）「期限表示の用語・定義の統一について報告書（平成15年3月24日）」
5. 食品表示制度に関する懇談会（平成14年8月）「食品表示制度に関する懇談会中間取りまとめ」
6. 加工食品の表示に関する共通Q＆A（第2集:消費期限又は賞味期限について）
7. 食品期限表示の設定のためのガイドライン（平成17年2月）（厚生労働省・農林水産省）
8. 乳製品の期限表示設定のためのガイドライン（平成19年8月17日改訂）（(社)日本乳業協会、チーズ公正競取引協議会）
9. 食品ロスの現状とその削減に向けた対応方向について（食品ロスの削減に向けた検討会報告書の概要（平成20年12月26日）
10. 世界の食料ロスと食料廃棄～現状と対策～　（2013年）（国際連合食糧農業機構（FAO）日本事務所　企画官　大軒恵美子氏）
11. 世界の食料ロスと食料廃棄（(財)国際農林業協働協会（JAICAF）翻訳・発行（2011年）
12. 世界の食料需給をめぐる現状と見通し（平成19年10月　農林水産省）
13. 世界の食料需給の現状（平成19年12月　農林水産省）
14. 食品ロスの削減の取組（平成24年度　農林水産省）

■著者略歴

的早　剛由（まとはや・たけよし）

現　在：マトハヤ・フーズコンタクト（株）代表取締役（法令制度テクニカルアドバイザー）。

略　歴：1974年農林省入所（農林規格検査所：当時）。JAS法に基づく食品企業への品質管理・食品表示指導業務等を担当。1997年農林水産消費技術センター那覇分室長を経て、2007年3月独立行政法人農林水産消費技術センターを退職、2007年4月マトハヤ・フーズコンタクト（株）を設立し現在に至っている。ISO22000内部監査員、元（社）日本食品衛生協会HACCP推進アドバイザー、HACCPリードインストラクター（JHTC）、外食産業原産地表示アドバイザー、米国食品営業施設衛生管理資格（小売店）、食品表示検定協会認定講師。一般社団法人日本惣菜協会「惣菜管理士」テキスト執筆。

共　書：「すぐ役立つISO食品安全関係法令の解説」2008.6
　　　　　監修（株）日本環境認証機構（JACO）（ぎょうせい）
　　　「食品表示検定　認定テキスト・中級」2009.4版
　　　「食品表示検定　認定テキスト・初級」2009.8版
　　　　　監修　日本食品管理・情報研究会（ダイヤモンド・フリードマン社）
　　　「食品安全の正しい常識」2009.12監修（工業調査会）
　　　「食品表示の手引きQ&A」2010.9（新日本法規出版）

URL:http//www.matohaya.jp

食品表示をひも解く
―製造年月日と期限表示―

2014年5月30日　初版第1刷発行

著　者　的早剛由
発行者　夏野雅博
発行所　株式会社　幸書房

〒101-0051　東京都千代田区神田神保町3-17
TEL 03-3512-0165　FAX 03-3512-0166
URL http://www.saiwaishobo.co.jp

装丁・組版：クリエイティブ・コンセプト
本文イラスト：落合蓉子
印刷：平文社

Printed in Japan. Copyright Takeyoshi MATOHAYA, 2014
・無断転載を禁じます。
・JCOPY（社）出版社著作権管理機構　委託出版物
　本書の無断複写は著作権法上での例外を除き禁じられています。
　複写される場合は、その都度事前に、(社)出版社著作権管理機構
　（電話03-3513-6969、FAX 03-3513-6979、e-mail : info@jcopy.or.jp）
　の許諾を得てください。

ISBN978-4-7821-0385-2　C3058